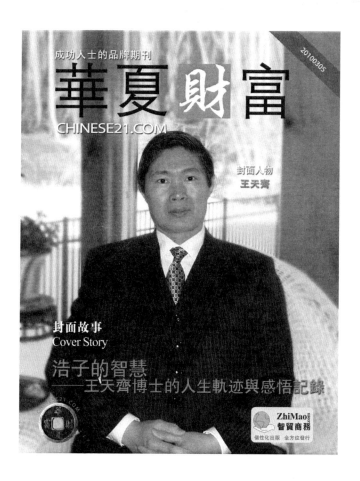

此图引自《华夏财富》杂志 2010 年第三期封面报道

# 美国浩思中心®

浩思中心智囊团®

浩子东西方研究院®

浩思天地 智海拾遗 系列丛书之

## 《浩子的智慧》®©

## 《The Wisdom of Haotze》

美国浩思中心 荣誉出版

HOUSE CENTER INC first imprinting

2010 年 1 月中文版第一版

王天齐 （Tianqi Wang）版权所有

版权许可、购买、预定及其他信息，请联系:

House Center Inc

790 Turnpike Street, Suite 202

North Andover, MA 01845， USA

网址: www.housecenter.com

电子邮件: haositiandi@yahoo.com

传真: (419) 831-3422

2010 年 1 月 18 日美国第一次印刷

美国议会图书分类:

Wang, Tianqi. The Wisdom of Haotze

摘要: Haotze's philosophy, which aims to resolve modern

personal and social problems, has been presented in this book.

[1. The Wisdom of Haotze - Non-fiction. 2. Philosophy-Non-

fiction] 1. Title

ISBN 978-0-578-04841-3

# 敬请关注浩思天地、智海拾遗

# 系列作品如下：

《浩子的智慧》（成功之道）
《心灵之旅》 （浩子诗集）
《波男泪女》 （长篇小说）
《地产风云》 （地产投资）
《易经图解》 （易经新解）

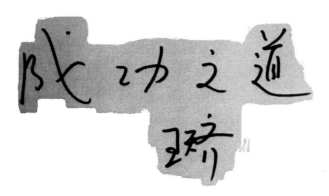

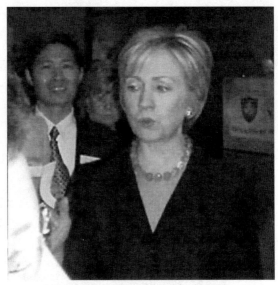

2004 年作者陪同时任联邦参议员、
现任美国国务卿希拉里. 克林顿视察工作

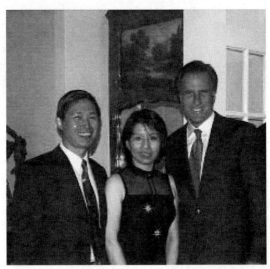

2005 年作者及夫人徐跃萍博士与麻州州长朗尼在一起

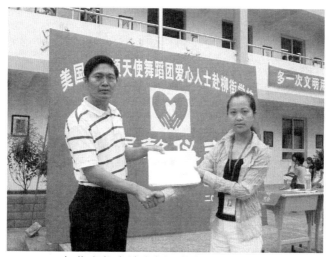

2008 年作者代表波士顿天使舞蹈团等爱心人士
慰问四川地震灾区

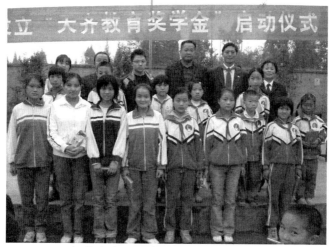

2005 年作者在四川家乡捐款成立教育奖学金

# 浩子语录

- 认认真真思考，踏踏实实做事，老老实实做人。
- 活到老，学到老，点滴积累不可少。
- 系统不在于大小，系统的健康最重要，因为健康的系统可以扩张、成长。
- 小智慧娱己，大智慧度人；有小智慧的人输了就走，有大智慧的人则赢了才离开。
- 一命、二运、三风水，四积德、五读书、六思考，七分享、八希望、九成刚、十成器。
- 老子的智慧是自然之道，孔子的智慧是建国、持家与立业之道，释迦牟尼的智慧是为善与超脱之道，耶稣的智慧是敬神之道，《浩子的智慧》是以人为本的人生与成功之道。
- 人生于一刻，死于瞬间；而思索与成长却需要一辈子的时间。
- 我们仅需一秒钟睁开双眼，对看见的事物却会留下永久的迷茫与思迁。
- 我的哲学，除了朴实的行为与美丽的遐想，只不过是想表达众口之词，弥补人生之漏，抒情于群山、白云与蓝天之间。

# 《浩子的智慧》®©
## 《THE WISDOM OF HAOTZE》®©

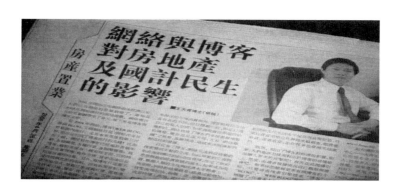

　　**著名佛学家梦缘大师评价：**浩子先生发现了打开人生的钥匙。

　　**著名传记作家郭谦先生评价：**浩子先生是一个胸怀大爱的人，才艺多多，对世界事物观察敏锐、细致、深刻，思维清晰而宽广，富有哲理性的语言在文章中频出。

　　**著名作家姜玉华评价：**读了《浩子的智慧》，走遍天下都不怕。

　　**王伟牙医（博士）评价：**此著作的价值，可以说是无价之宝。

　　**企业家毛先生评价：**读了此作品，感觉自己前半生白活了，后半生要迎头赶上。

　　**孙女士评价：**太有用了，我要给所有亲朋好友每人赠送一本《浩子的智慧》。

　　**傅先生评价：**浩子讲出了我想听的话。

# 目录

# 作者简介

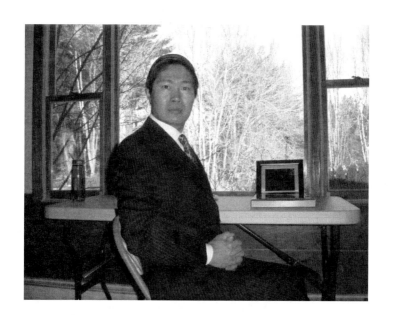

　　作者王天齐，男，1963 年生于中国四川省都江堰市柳街镇水月村。笔名浩子、浩思先生、天地先生及浩思天地等。现定居美国波士顿，任美国浩思中心总裁。

　　在学位方面，王天齐拥有西南大学农学学士（重庆）、中国科学院理学硕士(上海)及美国普渡大学哲学博士(美国印第安那州)等学位。

　　王天齐曾经获得上海市科技系统青年创造力竞赛第一名（1987）、上海市科技系统优秀青年科学家称号（1989）、美国移民局外国杰出人才

（1996）、美国总统圆桌会议成员（2005，2006，2007）、留美华人企业家协会成就奖（2006）及世界杰出华人公益之星(2009)等。

王天齐曾经在各种报刊、杂志发表科技论文、时事评述及文学作品一百多篇，其文学作品以时而豪放不羁、时而细腻如丝而广受读者赞赏。另外，其专著《中国螳螂目分类概要》成为螳螂研究者及爱好者的必备读物，其它有关蜉蝣与牛虻的学术论文也被科学界广泛引用。

# 作者自序

为了方便，作者在文中以笔名 "浩子" 来叙述许多观点。也许大家觉得奇怪，这个世界怎么会有"浩子"这种人。顾名思义，浩子就是喜欢浩浩荡荡思考的人，喜欢思考一些容易让人混淆的误区。

大家都知道，老子的智慧是自然之道，孔子的智慧是建国、持家与立业之道，释迦牟尼的智慧是为善与超脱之道，耶稣的智慧是敬神之道。这部作品介绍的浩子的智慧则是以人为本的人生与成功之道。

表面上看浩子是比较豪放、骄傲的那种人，不过，浩子本身就是骄傲自大的敌人，他只不过要通过切身经历揭露自己、描述自然，随心随意地表述自己的思想与见解。简单一点说，浩子愿意将人生的心得体会与读者交流，而不想把自己的真知灼见憋在心里。

个人生活经历方面，浩子在川西平原的农村出生、长大，当过赶鸭娃、养猪娃、放牛娃及种田能手（比如插秧、除草、割草、耕地、播种、育苗、收割与交公粮等）。作者也当过民兵、代课教师及农业技术员等。

由于幼时生活艰苦，在农村的日子给浩子极好的生存与综合素质锻炼，他从中体会到什么叫做苦日子，更体会到先苦后甜的特殊味道。当时农民不但辛苦，面朝黄土背朝天，而且还吃不饱穿不暖，过的是衣食全得担忧的困苦日子。作者永远记得，每次上学，单程走路或者跑步就要一个小时才能赶到学校，无论刮风下雨，几乎每日如此。即使这样，每天早上起来还要先劳动一个小时左右，然后，再匆匆跑步去上学。

　　许多时候，浩子远远听见上课的钟声响了，自己离学校还有几里路远，还有几条河沟没有渡过，绕道走又遥远，真是喊天天不应，入地地无门。干着急也没有办法，只能迟到，而迟到就会被学校惩罚。上课的钟声一结束，学校大门会准时关闭，第一节课不得入内，迟到的学生背靠学校的围墙罚站，放学后再作检讨。检讨来，检讨去，还是没有办法。当时浩子怪自己家穷，怪自己家离学校远，怪自己命苦，就只能认命了。

　　浩子现在想来，也许自己的大脚板就是在那样的环境下造成的。除了上学辛苦，回家还得面临家庭的困难处境。记得有一次，浩子背着书包，赤脚走在乡间的田坎上，自己被一望无际的油菜花包围。宜人的阳光顶头，快乐的蜜蜂在采蜜歌唱，浩子当时在想，家乡又将是一个丰收季节。可是，那时浩子心里一阵难过，根本就快乐不起来。想想那么美妙的天，那么美妙的地，他却看不见自己的爱与前途。

　　浩子明白，家里的牛还在等着吃草，猪还在等着回巢，鸡还等着人去寻找。再说，小弟弟还会哭闹，家庭作业还没有做好，油灯的油已经不多了，家里的墙还漏着风，蚊虫还会前来叮咬，自己破旧衣服的几个大洞还没有补好，甚至补巴补丁的材料都还没有找到！当时，想到那些烦心事，浩子腿一软，摊倒、无力、忧伤！从来不流泪的他，没有声音，但眼泪不知不觉滴滴哒哒地往下直流淌。终于，浩子下定决心，坚强地站起来回家。

想起这些，作者脸上无泪，心却在呼啸，胸部在膨胀，那是一段艰难的时光！

本来与家里说好要早点回家劝妈妈的，因为家里刚分家，两家人在为两棵树与一个牌坊的归属争吵，浩子看看时间已很晚，就快步回家。妈妈坚持说小浩子快长大了，那些东西将作为浩子结婚的全部财产。没有那几棵树就等于没有老婆。那时的作者，决定要做一个顶天立地的男子汉，把猪养肥，把牛养大，把地种好，用猪油炒饭，用面条将全家喂养，将全生产队致富，让大家不要斤斤计较，好好过日子。

上面提到的希望与梦想没有实现，作者仅构思了一篇短篇小说，取名叫《沉默的唐家湾》。即使构思了那篇短篇小说，也没有钱买笔、买纸，更没有合格的读者。面对着唯一的、一个不合格的读者，作者在床上对他年满九岁的弟弟讲完了那即将发生在唐家湾的改革故事。

浩子知道：不在沉默中爆发，就在沉默中灭亡。后来，他是在家乡第一个不选择在沉默中灭亡的人，就远离家乡，到重庆求学去了。

后来浩子取得了跨国学习与工作经验，当过昆虫科学家、股票评论员、房地产经纪人、创业投资商、企业管理者与多家企业与政府顾问，并遍访名山、大川及圣地。

浩子经历了中国二十世纪六、七十年代的文化大革命十年动乱，八十年代的改革开放，九十年代的留美生活，以及二十世纪末到本世纪初的信息技术革命。知识方面他具有哲学、文学、农学、生物学、医学、环境生态学、计算机软件、天文学、地理学、地质学、考古学、心理学、命相学、易学、儒学、道学、佛学、神学及其它宗教等学科的雄厚基础。

作为科学家，浩子（即作者本人，真名王天齐）在国内外学术刊物上单独发表或者合作发表学术论文 35 篇，单独撰写的专著《中国螳螂目分类概要》是研究中国螳螂的参考书籍。同时，作者是中国的牛虻分类权威、螳螂分类权威及世界的蜉蝣分类与系统学权威。作者曾于 1993 年获得美方学校全额奖学金，赴美国留学攻读博士学位。由于发表论文较多，有的文章被广泛引用，于 1996 年被美国政府确定为外国杰出特殊人才而在美国永久定居至今。

人际交往方面作者与各界人士、各阶层人士都有广泛接触与联系，包括与农民、工人、军人、科技人员及政工干部等的接触与交流。尽管也有烦恼，作者坚持要亦仙亦俗地活着，用开心、信心、耐心、诚心及爱心等去面对社会，面对生活。浩子的经历是痛苦的、开心的，也是奇特的。他常说：一命、二运、三风水，四积德、五读书、六思考，七分享、八希望、九成刚及十成器！

由于以前忙于创业，积累研究资料及撰写科技论文，作者很少写文学作品，总是找理由，说没有时间。自从创建《浩思天地》的博客网站后，作者试图借助方便的媒体传播方式，以文会友，通过诗歌、小说、散文、评论、哲理与随笔等栏目，以随心随意的写作方法，时而波澜壮阔、时而细腻如丝，时而谈天说地、时而抨击时弊，时而严肃、时而幽默随意的写作方法，与广大读者交流，同大家一起探索人生的真谛。作者认为，写作是自然而然的事情，通过学习与经验的积累，人人都可以写，记录自己的精彩人生。

本书作者王天齐曾经以笔名浩子、浩思天地及浩思先生等在《作家报》、《博客文学报》、《置业资讯》、《侨报周刊》、《美洲时报》、《华夏财富》及《美国通》等海内外报刊、杂志发表各类诗歌、散文、房地产论文、财经论文及时事评述等近五十篇文章。经过修改定稿，有关文集共两百多篇文章（包括随笔、散文、诗歌及小说等）及一部描写个人经历与社会现象的长篇小说《波男泪女》将于 2010 年公开出版发行。《浩子的智慧》一书就是其中的一部份。

作者的经历虽是一个普通质朴的故事，但是带来了踏实与奇妙的结果。读者可以从中得到的启发有：从零开始但不自暴自弃；勇于进取但不鲁莽行事；随机应变但不放弃人生基本原则；弹性思维但不投机取巧；任劳任怨，热爱生活，却从不亏待自己；追求平淡与自由，但不失自尊；保重身体的同时，最大限度地关心、帮助别人；创造财富的同时，不惜金钱帮助弱者；将自己随时随地投身于社会与自然当中。

在写作过程中作者得到若干朋友与读者的建议，比如在新浪网的博客沙漠骆驼（著名传记作家郭谦先生）、梦缘老人（著名佛学家）、飞儿、水中仙子（著名言情小说家）、善待自己、贾东岸（著名评论员）、楚女（著名作家）、诗路花雨、犹存的花瓣、大河奔流、宝建、小咪、云之子、庄主、齐安雅、蓝色海洋、香远逸清、紫衣、情非所以、e阿庆、白天生、白云海、绿色情缘、胡少华、梅子雨、亚牙子、张瑞辰、辰雨奶奶、槐树传人、六月无雨、云水禅心、紫漫幽香、林总、弱水三千、与心情无关、金力、阿雅空间、白板先生、碧浪若水、奶牛宝宝、格德梅魅、无手宗泽、周千量、溪谷流音、霞光依依、流泪的月光、陶家燕子、山月小筑、聪慧掠美、诗哲魂、蓝狐、秦潮、优雅是暧昧的、紫烟、紫烟如诗、雨舞听荷、水摇莲花、心情良友、天台之音、天街女孩、踏雪寻梅、拾得沉香、清水漫舞、玫瑰花园、满纸烟岚、鲁章明秀、嘉央多杰、季节的风、韩非医生、东方映梅、小宁子、杨小娇、卷毛羊、李跃东、陈嘉珉、燕子、雪碧、RYAN、释然、独思、水滴醉梦、楚林及日新等，在此，作者向他（她）们表示衷心的感谢。

作者特别感谢梦缘老人与郭谦先生的鼓励与支持，使得本书的写作与出版成为现实。本书先以征求意见版的形式在 2010 年新年前后小范围内发行，得到亲朋好友首肯的同时，也得到许多朋友与读者的建议，对此，作者对热心读者给予的诚恳建议特别表示谢意。可以说，浩子的智慧也是集体的智慧，是作者本人与朋友交流的结果。本书的目的就是让大家一起分享。

作者特别感谢已故爷爷、奶奶以及外婆的关怀与培养，感谢父亲王顺清、母亲高玉芳一贯的养育与说教之恩，也感谢舅舅、舅母以及弟弟王天志、王天义及妹妹王素梅等的支持与贡献，还有国内外无数的老师们的教育、关心与培养，特别是小学启蒙老师刘德刚、方永格、王永福与方跃明，中学老师宋淑华、方一民、刘文光与沈定斌，大学老师黄同陵、吴蔚文教授，中国科学院刘维德、夏凯龄、朱国凯与杜家伟教授，中国军事医学科学院许荣满教授，美国印第安那州普渡大学的 McCafferty 教授等的精心指教与培养。在编辑印刷过程中，还得到许多朋友的信息反馈及修改意见，在此，作者特别表示感谢。

最后，作者将本书献给全力支持他事业的贤惠妻子徐跃萍女士，还有儿女王媛丽与王佳佳，以表示对她们的爱意。

# 中文版序

亦仙亦俗，不说大话、空话、假话，认认真真思考，踏踏实实做事，老老实实做人，这就是浩子的人生哲学。做到思维的弹性化与活动范围的弹性化，这就是浩子的人生目标。

《浩子的智慧》被定位为集体的智慧，其思想来源于大众和生活，作者也将之回馈于大众，回归于生活。人生短暂，"文以载道，文以抒情、文以析理。"出版本书目的即是与读者分享人生、爱情、家庭、心灵、创业、投资、理财与生活的技巧和意义，让人生更坚实、更完满。

2010年1月3日，本书曾经以中、英文和合版的形式在美国赌城拉斯维加斯召开的全球华商名人峰会上发行了内部征求意见版。让作者没有预料到的情况有许多，比如许多中老年读者也对本作品爱不释手，还立即推荐朋友来索取书籍，还有读者当即决定订购，以便将本书当成礼品送给亲朋好友。一位来自费城的宋女士，还当即要求作者同意在她的书店出售《浩子的智慧》，让作者无比感动和欣慰。

内部征求意见版发行后，有的读者还认真指出文字打印与标点错误。后来，作者得到王伟博士、王惊虹女士、格德梅魅、蓝色海洋、傅明辉先生、张力行女士、赵文蓉女士、李小光博士、许刚博士、徐跃萍博士、孙晓薇博士、郭谦先生、姜玉华作家等亲朋好友对作者的鼓励以及对中文版提出的修改方案与意见。《华夏财富》杂志的柳彦龙主编、刘可敬编辑、Lily Yan 记者、Simon Zhang、Eric Wu 等朋友们对作者给以特别启发、鼓励与支持，还特别同意转载该杂志有关对作者的封面图片与内容报道。作者在此一并感谢。

　　"文章千古事，得失寸心知"，作者殷切希望读者进一步提出修改意见，便于再版时参考。

第一章

# 创业篇

# 创业 123

创业的目的是取得属于每个人自己的事业空间与彻底的经济自由。有许多因素决定创业是否会成功。

创业是比较艰难的过程，关键要靠自己寻找出路，要有实力。那么，什么人可以创业呢？简单说，有钱人、有技术的人、有产品的人以及有才华的人。如果你什么都没有，那么，创业就需要靠创举。

任何创业历程都不会一帆风顺，既有金光大道，也有苛坎历程。要闯过创业难关，一个人的智慧、知识、勇气、信心、耐心、品德等都很重要。上述这些因素越齐全，创业成功的机会就越大。

丰富的经验与知识积累对创业会起到很好的指导作用，及时有效的行动则能推动创业走向成功。另外，创业成功与否，取决于是否能够把握机会，找准社会运动、市场导向与经济发展趋势。相应地，创业的持续成功，则取决于创业者与其领导团队的综合素质、细节管理与创造性。从通俗的角度讲，创业的成功需要天时、地利与人和。

创业的步骤不是简单的 1、2、3、4、5，而是像汉字壹、贰、叁、肆、伍、陆、柒、捌、玖、拾的笔画一样复杂。创业成功的例子有许多，比如香港首富李嘉诚从投资房地产起家，运用超常的管理技巧取得成功；全球首富比尔.盖茨持之以恒开发与推广自己的计算机软件；联想集团柳传志、海尔集团的张瑞敏以国际眼光将中国品牌推向世界；阿里巴巴集团的马云则是后来居上的创业楷模；东软集团的刘积仁以三万人民币起家，将东软打造成中国计算机应用软件的第一品牌；希望集团的刘永好从小处入手，取得大成功；太平洋集团的严介和不怕大起大落，做事敢为人先，终于取得事业上的巨大成就，也成为民营企业领袖、文学家、演说家、思想家、哲学家与经济学家；百度的李颜红，据记载，从呆在中关村的厕所里冥思苦想，到中国第一搜索引擎巨头，可谓奇迹；搜狐中国的张朝阳几起几落，终于登上成功的巅峰；SOHO 中国的潘石屹靠信心与智慧取胜等。这些创业成功的人士或多或少都具备了一些独特而复杂的创业理念及要素，也经历着常人难以想象的风风雨雨，值得敬佩。

创业需要探索，但不能猛闯猛冲。兵书里的"知彼知己、百战不殆"等原则同样适合于创业。创业忌讳怀疑、犹豫、退缩、内耗与争斗等负面因素的影响，更需要宽广的心胸与信念。

## 计划与策划的艺术

计划与策划在创业的过程中起着重要作用。如果把计划（PLANNING）定义为"想做某件事情

（PLAN TO DO SOMETHING IN AN INITIAL WAY FOR A BETTER REASON）"，那么就把策划（STRATEGIC PLANNING）定义为"必须把某件事情做得更好（HAVE TO DO SOMETHING IN A STRATEGIC WAY FOR A BETTER VALUE）"。

人的一生中，如果我们没有很好的计划，没有很好的时间安排，生活、工作、学习、创业等将会一团糟。相应地，如果我们没有很好的策划，效果就不会如想象的好。计划是方向，策划是拿出实现计划的一系列具体措施。如今，各种各样的顾问公司、策划公司、咨询公司等如雨后春笋般涌现，对个人、企业与社会的完善与进步起了很大作用。结果是，有的人为自己挣了不少钱，也为别人增了不少利；而有的所谓策划师却没有挣到钱，客户也不满意，那么现代策划学的关键点应该是什么呢？

知己知彼是策划的基础。从实际出发、从市场调研出发、从数据与资料出发就能统观全局，把握商机与时机，得到理想的策划结果。在做市场调研的时候，应该对产品的种类、数量、品质有深刻的认识，同时，要了解客户需求与市场动向，包括短期、中期与长期的增长趋势。如果有的关键数据没有拿到，经验与直觉也能起到相当大的作用。

人员素质是关键。同样一件事，一个项目，在不同人的手中，往往表现出不同的策划效果。除了咨询专业人员的硬件资格，如学历、资历、经历与关系网等外，专业人员的修养、洞察力与悟性等都很关键。当然，其他对策划人的基本要求，如诚信、能力、语言表达与社交能力等也很重要。

协调是策划成功与否的关键。如果一个策划师的知识面广博，经历丰富，往往能对整个事件看得比较清楚，难怪在改革开放初期，许多文人率先跳下海，除了经商，往往成为许多城市规划项目，房地产开发项目及企业产品的包装的策划人。

实践出真知。对一些大的项目，需要做一些模拟实验，或者小范围内进行现场测试（TEST WATER），也可以通过社会调查，得到比较准确的市场反馈信息，调整后再大规模推广应用。不同大小的项目可以用不同的方法，可是，一但接受任何策划项目，无论大小，都要认真对待，避免出现负面的社会效果。

系统学的观点在策划中的应用。任何策划，都应该从不同的时间与空间角度去考察，还要考虑各种政治因素、社会因素、经济因素、军事因素、环境因素、文化因素与宗教因素等。可以这样说，考虑是否周全，完全可以决定一个项目策划的胜败。策划在商战中表现为经济效益的大与小；在军事上表现为战斗的胜负；在竞选中表现为中选的可能性。

许多人，过一天，算一天，可能永远都没有好好的制定过自己的中短期目标，没有做过人生的长期计划，更没有机会去策划一个事关企业与社会的重大项目。其实，路就在脚下，目标就在眼前，请所有的人开动自己智慧的机器，为自己，为别人，策划出人生与社会的精彩片段！

# 成功人士的品质

今天的社会，人际关系越来越复杂，各行各业的竞争也越来越激烈，尤其表现在人才的竞争方面。作者曾经与朋友谈到一个人成功应该具备什么必备条件，其实，作为雇主，就是一个有关人才的选拔问题。作为个人创业，更应该了解个人成功的标志。我想，还是在这里作一个专题论述比较好，让大家了解什么样的成功人才最难得。为了简单，在此只列一个纲要，说明成功人士应该具备哪些品质，便于供大家在选拔人才时作参考。

良好的身体与聪慧的大脑：身体是革命与创业的本钱，留得青山在，不怕没柴烧；而聪敏的大脑往往会将世界理出头绪来。

高雅的气质与优美的语言：男人象一座高山，强势；女人象一潭清澈见底的湖水，智慧；幽默与理智的表达方式是人与人之间关系的润滑剂。

丰富的资源与良好的人际关系：建立自己的人际关系网络，包括财富、资金与社会资源。有条件要上，没有条件创造条件也要上；助人者，人助也。

广博的知识：世界是平的，是圆的，是方的，也是崎岖的，马克思说过："只有不断探索的人，才能达到知识的顶点。"

认真的态度与吃苦耐劳的习惯：只有认真，才能持之以恒，才能到达成功的终点站；吃尽苦中苦，方为人上人。

顽强拼搏的精神与独特的创造性：在遇到困难时，要知难而上，有如无限风光在险峰。正如前人所说：登上吧，那一峰，一切皆在你怀中。人云也云，永远没有出头之日，一定要发挥创造性，最后才能笑傲江湖。

高度的悟性：平庸不但害人，也害己，一定要善于思考，不断提高自己的悟性。

过人的领导才能：一个人要有爱心、有信心、有耐心、有诚心，才能永远立于不败之地，才能受到别人尊重，才能成为大家的表率，才能带领一个集体从此地到彼岸。

适应环境：对环境的高度适应是一个人必须面对的现实，否则，你会一事无成。

牺牲与奉献精神：一个人要学会与他人合作。有合作，就会要求有奉献精神与牺牲个人既得利益的准备，以失小节换大节。个人将财富回馈社会，更是一个成功人士必须具备的品质。

成功人士的品质还有许多，成功的路径与定义也各有不同，但有一点是肯定的，人生一世，不会因为某件事情的失败而后悔，也不会因为某件事情的成功而沾沾自喜。

## 浩子创业记

也许你见过上千个成功人士，听过上万个关于成功的故事；也许你熟知比尔.盖茨的微软经历，也通透华伦.巴菲特的投资秘籍，还将李嘉诚的人生准则深藏于心。无论你是已获得成功还是正通往成功的路上，你都无可否认——成功不是天生的，每一个传奇故事都是由普通开始演绎，经历时间的磨砺之后才有凤凰的涅槃。

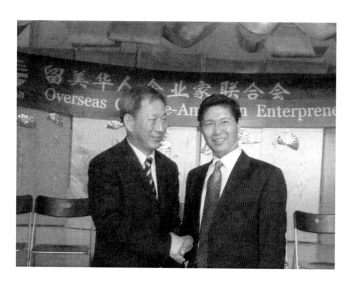

作者在主持企业家演讲活动时与严介和先生（左）合影

浩子的奋斗史是一个从文盲到博士、从乡村到都市、从国内到国际、从科学家到企业家、从企业家到文学家、思想家和哲学家的过程。

传统智慧认为人生的目的就是寻求幸福安稳的生活。一开始，浩子也是奔着这个目标，沿着类似的道路往前走。后来，浩子发现这条路不是越走越宽，而是越走越长、越走越窄，类似于钻入牛角尖。在这种情况下，浩子觉得人生短暂，决定退出牛角尖，改变自己，改变自己前进的方向，往更广阔的人生道路上走。

可是，说变容易，要真的改变却很难，尤其是客观条件的限制，比如国家政策、行业准入标准与机制、各种社会关系等。但是，浩子下海创业、经商是属于几个偶然，也是必然。

一个偶然的机会是在 1995 年，那时，互联网刚刚起步，浩子在查看网上仅有的几十个网站时，有一个移民网站介绍了移民美国的几种途径，比如通过亲属关系移民、政治避难、职业移民等。浩子在美既没有亲属，也不属于其它类型，没有犯过法更不需要什么政治避难，那就只有职业移民了。而职业移民也分了好几类：第一类是不受工作限制的特殊人才移民（如国际著名科学家、明星演员、著名运动员等），通过这种方式移民，时间短、花钱少、名额不受限制。第二类是符合美国国家利益的专业人才（如教授、科学家、博士后等专业人士），这类移民也不受名额限制，但必须有工作邀请函，被批准移民所需时间也稍微长一点，大致在 1 至 2 年左右批准。第三类是一般在美国有工作的外国人，其缺点是必须花钱雇用移民律师办理，还有名额限制，申请人需要排队等候，一般需要 2 至 3 年时间不等。第四类是具有特殊专长的劳工，比如有执照的护士、厨师等，这种情况不但需要雇用证明，还不得不排长队等候，至少需要等 3 至 5 年时间，还不一定能够保证批准。第五类就是通过投资，自己开办公司移民的类型。浩子没有钱投资，更不属于第五类移民情况。

按照美国移民政策要求，只要发表的学术文章多，被其他科学家在国际上著名学术刊物发表文章时被频繁引用的文章多，得过诸如诺贝尔奖等大奖，当过国际学术会议主持人，或者其研究成果与发明取得了重大经济效益等七项中的三项就可以获准移民申请。当浩子对照移民标准以后，发现自己符合第一类移民申请。结果没有出乎浩子预料，在移民申请递出后一个星期就得到移民局答复，三个星期得到移民批准，三个月就拿到正式绿卡（永久居留证）。浩子之所以后来勇于下海经商创业，也是受惠于身份不受限制，可以自由择业的优惠条款。

一般在美国拿博士学位需要至少四年时间，浩子在来美的前两年时间里，几乎已经完成所有博士必修课以及毕业论文的研究部分，正在筹划未来怎么办的时候，密苏里大学给浩子的导师来函邀请他推荐一位水生昆虫专家。浩子的导师

McCafferty 教授问浩子要不要去试一试。浩子给对方联系后，结果，对方满意地要求浩子马上上任。就这样，浩子接受了对方的邀请，提前毕业，到密苏里大学任州首席水生昆虫专家，带领一个六人团队负责鉴定、整理从密苏里州各条江河及各个湖泊采来的几十万只水生昆虫标本，任务之巨大，可想而知。

就是因为突然到了密苏里大学，浩子几乎没有在美国的其它实践与工作经验，比如到餐馆打工，到医院扫地，到社区做自愿者等，一句话，除了学术，什么都不能经历了，更不知道买房子、办公司以及投资等事情。

正是因为浩子在同辈的留学同学中率先拿到永久定居身份，也就不受美国雇主的限制了，也就说有理由想来就来，想走就走，自由自在。如果说学术领域的贡献与移民只是改变了浩子的身份以及拿到一把打开美洲大陆的钥匙，那么，另外一个偶然的机会几乎改变浩子的一生。

有一天，浩子在路边上看见一个房屋拍卖的牌子。由于好奇，就沿着牌子上指定的时间、地点等信息到了拍卖点。浩子到拍卖现场时，拍卖会已经开始，发现一栋独立屋起拍价只要几千美元就可以了，于是，浩子激动万分，频繁举牌，把几个美国人气得干瞪眼。在把几个有兴趣的投资人比下去后，浩子仅以1万1千美元就买到人生的第一栋房产。当时，浩子在银行里也就只有一万多块钱存款而已，也不知道有贷款买房的事情。为此，他也惊讶居然有那么便宜的房子。从拍卖会买房这件事，浩子认识到世界上还有许多自己不知道的事情发生，关键在于花时间与精力去参与。

另一个偶然的机会，又改变了浩子对世界的认识以及他的人生。浩子正在装修刚买来的房子，邮递员客气地走过去递信。浩子觉得奇怪，与自己非亲非故，而且还没有搬进房子去住，怎么会有人来信呢？当浩子接过那封挂号信，打开一看，标题里几个醒目的大字让浩子惊讶：你想不劳而获吗？尽管浩子觉得不可能，但也鼓足勇气把信读完，发现是一封推广传销的信。自然，浩子对传销不感兴趣，但是寄信人几句激励人的话，浩子印象特别深。比如，你想开奔驰车吗？你想四十岁就退休吗？你想赶上华尔街经纪人及房地产商的 6 位、7 位甚至 8 位数的收入吗？这些"想不想"的字样确实刺激了浩子的神经，他也在问自己，干吗自己还要在这里浪费时间修这破房子呢？这是促动浩子自己创业的第一封信。

就从那时起，浩子天天都在想发财，又在想发了财后怎么样孝敬父母，怎么样帮助穷人脱贫的事情等。

在辞去密苏里大学的职务后，浩子决定先从防治白蚂蚁入手，自己开办公司。想到白蚂蚁有两个原因，一是浩子是学昆虫的，二是在装修买的第一个房子时，发现了许多白蚂蚁。可是，防治白蚂蚁需要首先知道房屋结构、地理与生态环境等。于是，浩子又花短时间拿了一个房屋经纪人的执照，从熟悉房屋结构开始。

浩子没有想到，刚拿到房产经纪人执照不到一年，世界经济形势发生了突飞猛进的变化：互联网一天一个新意、电讯技术日新月异、房价也猛涨。浩子从与客户交流的过程中得到世界发生变化的大量第一手信息，在股市里操作了几把，如鱼得水，游刃有余。在股市里淘到第一桶金。于是，浩子决定向信息技术、投资与咨询领域进军。其间，继续上了不少有关计算机的课程，还到北京创业半年。

可惜，1999 年的北京，互联网还刚刚起步，计算机还没有进入普通人家，再加上几个合作伙伴信心与经验不足，没有对付坏人的本领。在天不时、地不利、人不和的情况下，在北京的首次创业宣告失败，可以说是失钱、损兵又折将。由于搬家等原因，浩子又回到美国。

回到美国波士顿后，浩子决定重振旗鼓。先是成立了自己的房地产经纪公司，与人合作再成立了一个贸易公司以及一个投资与信息咨询公司。由于不断总结过去失败的教训，积累各种实践经验，浩子迅速奠定基础，扭转乾坤。他不但自己有了自己的事业，还通过参与和领导各种社区活动，把积累财富与回馈社会的经验通过讲演、文章、书籍等形式传给其他需要的人。《浩子的智慧》这部作品也是其中的传播途径之一。浩子的目的很简单，就是希望帮助更多的人，让更多的朋友用尽量短的时间、尽量小的代价，取得最大限度的成功，实现家庭和睦、经济自由、生活如意，然后参与到建设和谐社会的行列中去。

浩子创业的故事可以给人许多启发。情况是这样的，上大学前，有很多专业可选，比如学师范、学农、学地质、学采矿、学军事、学医、学工程、学文和学历史等。当大学考上后，浩子选择了农学院的植物保护系，就是学习防治危害植物的各种病害与虫害。大学毕业后考研，浩子考上中国科学院上海昆虫研究所，专门研究昆虫。在中国科学院拿到硕士学位后，浩子又考留学博士，到美国普渡大学攻读博士学位，专门研究水生昆虫。

按常理，浩子的路是一帆风顺的。从农村考上大学，大学刚毕业又考上研究生，研究生刚毕业，还没有开始找工作，就被单位提前决定留下来参加黄、淮、海（黄河、淮河、海河）的综合治理重点课题，博士毕业后又到密苏里大学，生活既安稳，又舒适。但是，就是有各种致命的忧虑与心病，因为自己的前途是在别人的掌控之中。可喜的是，浩子想到了变，因为"变则通，通则久"是古人的遗训。

从一个农村娃到学者，从科学家到企业家、思想家，从小乡村到大都市，从国内到国际，浩子的经历是一个平凡而质朴的、有关"变"的故事。正如《华夏财富》杂志在其封面报道中评论那样："浩子身上那种踏实和灵动给我们带来了多方面启示：从艰难的环境中积蓄能量，不自暴自弃，努力进取但不鲁莽行事；敢于在人生的高地追求变化，随机应变但不放弃人生基本准则；及时充电，开阔视野和思维但不投机取巧；热爱生活，追求自由但不丢失尊严；关注自身，创造财富但不惜帮助他人。"

　　浩子坚持创业与他的人生哲学有关。想想看，没有钱，难办事，难做人；没有事业，就象裤子没有裤裆一样，怎天提心吊胆，怕被别人逮着，或者被别人牵着鼻子走。再说，人生没有自由是最可怕的事情，也难以实现浩子提倡的思维的弹性化与活动范围的弹性化。没有实力，就没有力量去帮助他人，就难以得到自我实现。

# 第二章

# 投资理财篇

创业是为了获得多方面的自由，其中经济上的自由是一个主要因素。人们创业成功，积累财富后，需要投资和理财。"你不理财，财不理你"是社会上流行的一句理财经典口号。投资是一门学问，更是一门艺术，它是有钱人必须熟知的知识，无钱人更应该了解的门道。会搞投资的人，拿钱去为自己工作，而不熟悉投资领域知识的人，则是努力去工作，为自己挣钱。这就牵涉到怎样用钱去生钱的问题。

投资不是赌博，但胜似赌博，因为投资的额度往往比较大，经历的时间比较长，过程也很复杂，可控因素难以把握。许多人都有过投资失败的经验教训，有的甚至产生了投资恐惧症。投资与理财需要与专业人才对接，多请专家咨询，比如深入了解共同基金、国库卷、债券及其他各种复杂的衍生证券的投资。

其实，有几个投资原则可以遵循，那就是：投资需要多样化；实施投资风险控制；投资管理。许多人投资失败，就是因为投资品种单一，缺乏风险控制意识，缺乏有效的投资管理措施所致。

# 股市投资要诀

## 一、热炒热卖

股市总是忽涨忽跌，波动不定。仔细观察与分析，会发现跌有跌的原因，涨有涨的理由，关键是要掌握每只股票的自身涨跌规律以及投资股票的技巧，才能获取回报。炒菜玩的是艺术与火热；炒股玩的是赌博与心跳，但是，炒股与炒菜有一点共性，就是热炒热卖。热炒的菜香气浓郁，热炒的股票利多损少。

在人民币外增内贬的今天，不管是长线还是短线，投资股票将是最明智的选择。原因是在全球通货膨胀的压力下，好公司的股票不但能够保值，还可以通过资本扩张，抵消货币贬值的同时，还能产生可观的剩余价值，最后的结果就是股票不断看涨，投资回报越来越大，其中的秘密就是资本杠杆在起作用，而社会发展是股市的推动力，人们不断膨胀的贪欲是推动股市上升的决定因素。

中国的股市，既是股市，也是赌市。之所以这么说，从全球股票交易历史看，是因为中国的股票市场经过短暂的青年时期的发育，几乎是直接从幼年期进入中年期的。由于天时（高技术）、地利（全球经济热点）以及人和（全民炒股），中国股市正在独领风骚，成为全球的焦点与领头羊。过去股市的涨跌是中国大陆看香港，香港看外国，而今，一切都颠倒过来了，变成香港看中国大陆，外国看香港。这些微妙的变化，说明中国的股市将来会成为全球关注的焦点之一。决定胜负的关键也在这里，因为这样的焦点会逐渐将人民币推上至高无上的境地，可以预期，在不远的将来，人民币将成为国际通用货币之一。更不可预测的是，如果在山东，甘肃，川西北或者西藏发现更多的大型金矿，那么，中国就会立即摇身一变而成为世界经济强国。

那么，对于普通投资者，也许已经错过了投资蓝筹股与红筹股的机会，但是，许多资源类股，能源股等将是一般股民长期投资的目标。

再说，炒股者，应该利用各种炒股软件进行配合，在观察消息面、基本面、趋势的基础上，结合 15 分钟 K 线图、30 分种 K 线图、45 分钟 K 线图、60 分钟 K 线图、日 K 线图等，对比成交量、外盘与内盘大小、量变比与委比等进行操作。炒股之人对波浪理论不能不加以深入研究与领会，对价格、成交量与大盘趋势进行对比分析，结果将是势在必得。炒股者有了这些点本事，一生钓鱼划船、游山玩水自然不在话下。

祝愿读到这篇文章的朋友们，丢下虚情假意，放下国事、家事与天下事，开开心心投资挣大钱，蓬蓬勃勃过人生。

## 二、价值投资

自从美国股神华伦.巴菲特(WARREN BUFFETT)谈论价值投资开始，许多人也在酝酿同一个发财梦--通过价值投资发财。

挖掘潜力股是每一个人的投资理想，可是，说起来容易，做起来却相当难，因为受到许多因素的限制，尤其是受到行业特点、管理层的水平、大股东的喜好、社会经济大环境因素等制约。如果理解与操作不好，价值投资的理论对许多人会是一个不折不扣的陷阱，许多人投资失败就是因为如此。也许我是一个机会主义者，在推崇价值投资的同时，却对价值投资毫无实践的兴趣；相反，提倡投资多元化才是首要的任务。

价值投资，一般人还是应该避之，否则，时间长了，持有的股票大都会成为垃圾股票。之所以这么说，除了本人上过当外，凡是与上市公司有内部关系的人都知道，每天的任务就是怎样让股民上当。为了作出更好的解释，还是要从一些投资大师说起。

许多人都以为投资大师的致富秘诀是价值投资，其实，他们也是机会主义者。他们的致富其实是利用了另一条道路--杠杆原理，即是利用别人的钞票来挣钱，然后采用捧、打、吹的方法，达到投资赢利的目的，将股价捧上去后出手。

这里简单举两个例子说明。第一个例子是有个投资大师坚决不买微软的股票，尽管微软创始人比尔.盖茨是他最要好的朋友之一，他甚至当面对比尔.盖茨说："我一辈子都不会购买微软的股票"，大家都知道微软的价值所在；第二个例子是他坚决推荐可口可乐公司的股票，甚至在媒体面前说他最喜欢喝可口可乐。他说喜欢可口可乐，不是骗他自己（喝多了短命），就是在骗别人（别人听了多喝可口可乐短命，或者多买可口可乐的股票直到丢钱为止），因为稍微懂得健康知识的普通人都知道，可口可乐不一定是健康饮料，其健康价值不如矿泉水。在油价到达 120美元一桶的时候，这位投资大师将持有的中石油股票抛掉一大部分，为什么要卖掉明明是有价值的股票呢？看来，他也在炒股票，只是资金量大，节奏稍微慢一点，时间周期稍微大一点而已。

也许，有人会不服上述结论，说是某某人买了某只股票翻了几十、几百倍。好了，为什么不提某些某些人买了某些股票却跌了几倍、几十倍呢？相不相信，也想得到价值投资的目的，一定要有人去捧一个股票，就像当初美国一个最差劲的保险公司名叫 GEICO，经过巴菲特的强大资金支持，终于杀出一条血路一样。

另外，投资大师们的成功与他们的投资公司很有关系，那就是拿别人的钱来帮他们挣钱。这种投资公司与当前的许多基金一样，投资人赚钱也好，赔本也好，反正资金管理者总是赚钱的，这就是发财的诀窍，管理投资的人比拿钱投资的人更赚钱。可以说，若干的中国基金公司也会在不久的将来冒出类似巴菲特这样的富豪，即是用别人的钱来生钱。

近年中国涌现不少富豪，不管如何吹嘘自己，都是很好地利用了银行贷款、政府关系或者某些投资人的腰包肥起来的，与智商没有多少关系，是情商、胆商帮的忙，是资金杠杆用得好的结果。

说穿了，人人都喜欢价值投资，可是，对许多人来说，价值投资是一句空话，毫无价值可言。选中一支好股票，与买乐透奖中彩的机会一样少，即使中了，也就那么几块钱。真正发财的人，一定是"一命、二运、三风水、四积阴德、五读书"的一种，或者几种，或者全部。

请大家记住，人的一生就是靠"一命、二运、三风水、四积阴德、五读书、六思考、七分享、八希望、九成刚、十成器"再加上勤奋、努力与开悟来生存的。

现在看着那些曾经火红的股票变成"垃圾"，颇有感慨。即使是目前好的股票，过一段时间后也会变化。比如，有的银行也有倒闭的、有的资源类公司也会将自己的矿山开采而枯竭的、药物公司的产品被证明有致癌等副作用而引来官司倒闭的，即使没有倒闭也有巨额赔偿的（比如著名美国制药厂公司 MERCK 欲支付 48 亿 5 千万美元赔偿治疗关节炎药物 VIOXX 给病人带来的心肌梗塞等副作用）。总之，投资者都应该小心观察股市波动，争取进出自由。

再次强调，炒股如炒菜，注重"鲜、活"才有味道，"逢低吸纳，逢高而出"才能挣钱，如此反复，日积月累，谋定而动，只进不退，要"步步高"，绝对不要贪婪！那才是真正的价值投资，对心脏、对大脑、对身体都有好处。

最后，还想引用一些公认的观点：存银行不如买银行的股票；买股票不如发行股票；吹牛要聊天，吹股要谈资源。投资股票千万别把自己的全部资产作赌注，小玩玩，小开心即可。

## 三、市盈率杀手

全球股市涨跌无常，其中"市盈率"是罪魁祸首！什么是"市盈率"呢？简单说，市盈率就是每股股票的价格与当年的盈利的倍数，比如，一个公司的股价是每股 10 美元，如果当年每股盈利是 0.10 美元，那么，该股票的市盈率是 100。市盈率 100 是什么概念呢？其解释为你把这个公司买下来后，要用 100 年时间才能将本钱挣回来。

一般说来，高增长的行业市盈率比较高，股票价格相对高一点；低增长的行业市盈率比较低，股票价格相对就低一点。投资者买哪种股票，什么时候买，其实，是没有定律的，完全相当于赌博。不管是做短线也好，做长线的所谓价值投资也好，都不能保证输赢。可是，就有一类人，整天抱住市盈率不放，而且以偏概全，口口声声"中国股票比美国股票市盈率低啊"等等，殊不知"市盈率"本身就是一个参考指标而已，本身也是一个陷阱。之所谓是陷阱，"市盈率"根据国内外社会经济形式随时在变。更糟糕的是，如果公司管理层再掺点假，事态就更严重了。作者本身作为几个公司的顾问，深知其中的不稳定因素。

为什么有人觉得股市跌得多才高兴呢？因为，大非与大户为了圈钱，再低的市盈率也会卖出他们的股票，哪怕市盈率低于 5、低于 3 也不错。想想看，都是白花花的银子啊！一般的投资者不用担心，就丢那点小钱，而大股东如果不把现钱拿到手，会看着稀饭化成水，说不定还会破产倒闭。

结论是，市盈率是动态的指标，投资股票时一定要用综合指标来评判一个股票的潜力与好坏。另外，投资不如存钱，存钱不如花钱，花钱不如创业，自己办自己的公司。有了自己的公司，就让别人用很高的"市盈率"来买你了！这就是股票交易鲜为人知的地方。

## 四、股市中值得注意的几个陷阱

看着指数涨，自己的股价不涨，犹如恨铁不成刚；看着指数猛跌，自己的股价也猛跌，犹如看着稀饭化成水，原因何在？在前面"价值投资"的文章提到："炒股如炒菜，注重鲜、活才有味道，逢低吸纳，逢高而出才能挣钱，如此反复，日积月累，谋定而动，只进不退，要完步步高，绝对不要贪婪！那才是真正的价值投资，对心脏、对大脑、对身体都有好处。"

现在什么"二八重现"、"整体上市"与"蓝筹回归"等都是引起股市震荡的利空因素与陷阱。一般的投资人感觉就是：受不了。本来大家就想取出存在银行里的那点血汗钱，到股市上折腾一下，试图翻几番后买个好一点的房子或者给孩子挣点学费，没有想到钞票一进帐，轻者损兵折将，重者全军覆没。如果股民不按照规则操作，其后果必定只有一个：输钱。

"君不见，黄河之水天山来，奔腾到海不复回？"君不见蓝筹回归而趁火打劫，整体上市而收刮油膏？君不见投资机构瞧着你的钱袋而虎视眈眈，在"天上人间"数着奖金红利，还唱着"阿拉OK。"

什么是整体上市，何谓优质资产注入？到时候，还不是老鼠仓满地藏，上市公司老总们的鸡犬全沾光。没有送礼，没有请客吃饭，有的，是当下时髦名词：收购！收购来，收购去，关系来关系去，就像淘金一样，金子都到少数人腰包里去了，这就是投资行业另一个鲜为人知的秘密。

做人难，做普通投资人更难，难就难在失落，摸不着魂头！看着身边发财的，都一样：富了！可是每人的绝招都一样，投机取巧或者欺骗；但也不一样，有的声东击西，有的欺上瞒下等等。

那么，对付欺骗的办法是什么呢？用中国特色的话说，就叫"以其人之道，还治其人之身"，办企业，发股票，对吗？也许，有的朋友会说，"我一无资金，而无人缘"，其实，不是理由。是呀，创业靠实力，但是，创业还可以靠创举。

这是一个信息社会，也是一个充满陷阱的社会，人吃人的社会，在股市拼搏之时，别忘了全副武装，否则，不是兵败如山倒，就是衣不逢身夜无床，白遭殃。从报上读到一位高人的话：和谐社会，应该先从自身的和谐做起，否则，休想享受和谐社会的成果。在股市中闯荡也一样，武装起来，别掉进陷阱里去。

世界生财之道主要有三种人：一种是拼命想骗穷人的钱；另外一种是劫富济贫，慈善有加；还有一种是无所谓。最后，我问你，也问自己，想成为什么样的人呢？

## 五、股市挣钱策略

在股市里，即使许多高手也在股市里输钱，那一般的股民怎么办？以下介绍几个策略：

**短期投资目标：**关键是要找到对付 T+1 的办法与对付庄家的办法。所谓的 T+1 是中国股市的特色，也就是说股民只能干瞪眼陪着庄家玩：如果某只股票是当日买进的，当日不能卖。后果：如果庄家每日在盘中将股价拉高，股民不能立即套利；如果庄家在收盘时打压股价，由于没有现金，股民也不能吃进。买进对策：将资金 50/50 对分，先用计划买股资金的一半在自己认为适合的价位买进股票（进仓），如果当天股票价格又被庄家下拉到一个止损价位，再用剩余资金买进该股股票（加仓）。卖出对策：将股票 50/50 对分，先在自己认为适合的价位卖掉一半股票（减仓），如果股票价格又被庄家拉高到自己认为的另一适合价位，再将剩余股票的一半卖出（进一步减仓），如此类推，第三次可以卖完该股票，或者将剩余的股票作为长期投资保留（净赢的股票）。如此反复，循序渐进，积少成多，日积月累，定能看着自己的投资稳步增长。特点：要与狼（庄家）共舞，而且要比庄家跳得更优美。要求：掌握趋势，技术分析水平一定要高，适合于专业炒股。

**中期投资目标：**对大多数上班族而言，采用中期投资策略比较好。由于上班族忙于工作，不能及时跟踪股市每日行情的剧烈起伏振荡，但同事与朋友之间信息交流频繁，回家略作短暂分析确认第二天或者每周的动向，不必采用高深的技术分析手段，只要好好利用"波浪理论"，专门分析日K线图，找到"见底"的股票，每周或者在适当时机买卖一次即可。要求：必须掌握"波浪理论"，必须掌握股市的行情、个股的基本面与消息面。

**长期投资目标：**尽管长期投资，净资产增长缓慢，可是，时间会告诉你，赢利的火山终究会爆发的。关键是选股要选准，要考察公司所在的地区与行业、管理层的管理水平与业绩、每年赢利增长幅度、公司的产品与业务是否向多元化发展、公司是否是行业龙头等。要求：掌握股市与个股的趋势，掌握个股的基本面与消息面。另外，长期投资要求对政策面与全球消费与行业发展趋势进行最佳预测。

## 六、波浪理论实战分析

波浪理论是艾略特所发明的一种价格趋势分析工具，它是一套完全靠观察得来的规律，可用以分析股市指数、价格的走势，它也是世界股市分析上运用最多，而又最难于了解和精通的分析工具。

艾略特将股市与大海中的波浪进行对比，他发现，不管是股票、期货还是商品价格等的波动，都与大自然的潮汐、波浪一样，一浪接一波，一波跟着一波往前推进，周而复始，具有很高程度的规律性，展现出循环往复的周期性。他还认为，任何波动均有迹有循，因此，投资股票的股民可以根据这些规则的波动来预测未来价格的走势，在买和卖方面做出相应的策略。

许多专业投资人与机构均将艾略特发明的波浪理论广泛应用于股市走向及个股价格波动的技术分析中，它有助于提高在股市中的投资回报，已经成为众所周知的事实。其实，掌握波浪理论最大的意义在于概率与胜算率，即投资者很少亏钱。当然，还是不能掉以轻心。

在实战中，保持不亏是很重要的，因为每一次伺机反扑都会带来赢钱的机会。时下的牛市，本人最讨厌的就是有人自称炒股高手，每天在网上预测大盘的涨和跌，对于掌握波浪理论的人来说，那是毫无意义的，也是浪费时间的行为。那么，不浪费时间又能赢钱的绝招是什么呢？那就是认识股市或者股票价格波动的本质。这里先叙述结论：牢牢把握市场趋势，应用波浪理论对熟悉的股票进行个股价格走势分析。

市场趋势是决定一切的首要因素。如果趋势是上升的，那就低价买进，高价卖出；如果是下降趋势，那就高价卖出股票，然后低价买进归还。总之，挣取其中差价是投资的首要目的。

波浪理论比较难于把握的是波的大小与形状、母波与子波的确认、波段的时间长短、波浪与其它因素的关系（基本面、政策面、消息面及人为因素的干扰）。

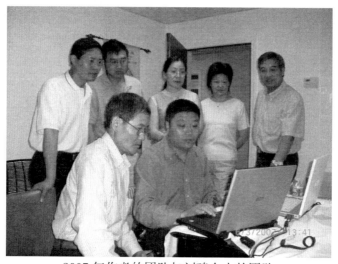

2007 年作者的团队与刘琦女士的团队
一起研究、讨论波浪理论实战技巧

波浪理论最实用的股票是业绩好的活跃股票。记住，千万不要将波浪理论分析用于交易量小的股票上，否则，遇到庄家关起门来打狗，就会没有任何章法了，也就是说，只是"抽筋"式的搏动，毫无"波浪"与规律可言，怎么能挣钱呢？遇到这种被庄家玩弄的情况，最好远离这只小股票，寻找更大的机会。也可以避重就轻，如果庄家玩得厉害，就先放个中长线，找个机会卖掉一走了之。

对于母波与子波的确认，结合移动平均线与成交量就会一目了然，只有在成交量形成一个完整的正态分布曲线，才构成一个母波。

　　如下面轻纺城价格走势图中从上午 9：30 分
以 15.17 元开盘，5 分中内盘整在 15.13 左右，
发出买入信号；到 9：45 分形成完整的第 1 完整
波；9：45 分到 10：00 分是完整的第 2 波（其
中在 9：50 分到 9：55 分见一个很短的波，由于
幅度小与时间短，只能计为子波）；10：00 分
到 10：25 分左右形成了完整而强烈的第 3 波；
10：25 分到 11：10 分形成了完整的第 4 波，但
波峰略低于前一波峰，发出准备卖出信号；从
11：10 分开始盘整，到 11：00 点，在超过第 3
波的时间内由于已经形成比第 3、第 4 波更低的
波峰，表明绝对卖出信号，若在此时卖出，卖出
价是 15.55 元，每股净挣 15.55-15.17=0.38
元。

　　按照国际短炒每次进出两个点的惯例，半天
获利 2%，扣除手续费以后，也已经是很可观的
投资回报。在从同一股票的全天价格走势图，从
下午 1：00 再次走高，其实，10 分钟后就一路
下滑了。如果有的交易市场（比如，美国）允许
卖空的话，在 1：50 分时，借用股票在 15.53 元
的价格卖空，2：50 分时以 15.15 的价格买进，
将股票还给证券公司，又能挣 2%左右。

　　这样，一来一去，一天可以挣 4%的投资回
报，相当可观。也许，大家已经注意到当天的最
高点是 15.76 元，持续一分钟左右，成交量也达
到最高，那是最完美的卖出点，投资回报可以达
到 3.5%。可是，有几人能把握住那瞬间的机会

呢？不过，遇到第三浪有如此表现，最好脱手卖出，问题是如果遇到当天长停，不是就错失良机了吗？因此，最好是将上升波浪的周期跟踪完毕，稳妥一点为好。

如果将五个上升浪与三个调整浪跟踪完以后，股票还在涨，那就说明有消息面及政策面或者大盘进行支持，应该立即将前面的8个波浪当成8个子浪，将它们结合成一个母浪或者延伸浪来看待，从而继续观察下一个母浪的发展。因此，保守的方法，有时会发现涨停的优势。

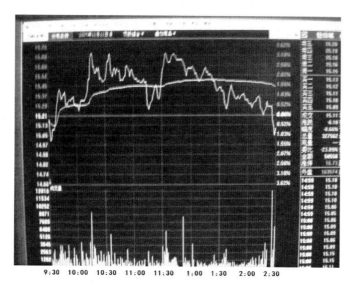

股票轻纺城日成交曲线图

用波浪理论分析股票的涨跌，关键是在判定母浪、子浪乃至孙浪的水平上，其实也反映出抄盘手水平的功夫深浅。因为，表面上的熟练操作隐含着个人在技术与知识面的功底。应用波浪理论炒股的人，有许多是专业团队，而且在许多投资机构还专门分成卖股与买股的部门，避免操作混乱。股市真是斗智斗勇的地方，心脏脆弱者免进。

不过，使用波浪理论炒股的人，千万要配合使用止损策略。俗话说："久走黑路，总要碰到鬼一回"，遇到预测失误，或者与政策面背道而驰时，要立即卖掉股票，进行止血（止损）。

还有，使用波浪理论进行短炒，绝对不能贪婪，不要得到 2%，又想 5%，到了 5%，又想冲到 10%，那就不是按理论办事，那就变成赌博了。记住，积少成多，日积月累，才是财富增长的秘诀。靠运气办事是赌博，不值得。

还得强调一下，趋势线有时间单位的限制，不能将 5 分钟、10 分钟、15 分钟、30 分钟、一小时、一天、一周、一月与一年等的趋势线混淆使用，只能参考，但必须在同一个趋势线上作出判断，否则，会犯"牛头不对马嘴"的错误。

一般地说，如果投入的资金量少，适合短期投资、短期炒股，即使丢掉也就那么几块钱；如果资金量越来越多，忙不过来，就应该看长线，分析的曲线也就要在月线、年线的基础上进行，这时，就象巴菲特一样，采用价值投资是也。那时，睡觉也能投资，走路也能拣钱，大便也能成黄金了。

波浪理论是简单的，也是美好的，但又潜藏着无数的秘密，需要去进一步阅读艾略特的原文，再反复思考、研究。只有清醒的头脑、小心的目光、善良的愿望、不断的实践与摸索，才能取胜。希望大家在谨慎中投资，祝愿各位在奋勇中当先，在股海中发财致富。

# 房市投资要诀

房市投资与股市投资不同，因为房地产是不动产。但是，房地产投资也有很多陷阱。以2008 至 2009 年的房地产市场为例，2008 年的次级债与金融危机就像瘟疫一样，将每个人、每个公司都或多或少传染并卷入其中，有的轻松过关，有的病入膏肓。随之而来的经济危机，让许多公司、许多家庭与个人都受到经济萧条的打击，准备忍受长时间的煎熬或者最终破产倒闭。从作者的观点看，各种问题迟早都会发生，因此，作者不关心会发生什么问题，而是重视平时的积累与遇到问题后解决问题的办法。那么，有哪些解决问题的基本方法呢？

首先，投资房地产，每个人必须知道买房产的目的是什么？是买来建立家庭、生儿育女、享受天伦之乐呢？还是想以赢利为目的，或者居住与投资两得？如果回答了这些简单问题，那么就会考虑在什么时候买，以什么价格买，或者在什么地方买。如果是买来自住享受的，什么时候买房关系都不大，因为是享受为主，投资为辅，从房地产 5 至 12 年的周期看，都会有很好的退出机制。如果前途未定或者可能居住的时间比较短，千万别有买房冲动。相反，如果是以投资为主，那就要注意自己的现金流与控制风险，避免资金链断裂，影响自己的生存，许多人真正投资失败都是因为投资越来越大，而没有风险控制意识造成的，比如 2008 至 2010 年中东国家阿联酋的地产泡沫，受到冲击的往往是已经在地产界获得巨额利润的财团或者个人再投资的结果。中国有句俗话：釜底抽薪，在投资方面的表现就是资金链在瞬间断裂的结果。

其次，购置房产要全面分析市场现状、观看价格走势、预测市场趋势相结合，因为市场决定一切，价格调整一切，趋势左右一切。比如，2009 至 2010 年的房地产市场明显比较混乱，产生了地区分化、层次分化、式样分化、文化分化、情绪分化、经济能力分化、价格分化等特点。由于受到经济的影响，价格走势明显偏低，原因是泡沫产生了，即使有的地方价格有所回升，也将是暂时的，没有明显的支撑力量。可是，这个时候，结合各种政策去预测未来房地产发展趋势就显得很重要。如果各国政府及地方财政在不惜一切代价在扩大内需，那么房地产底部就已经形成，比如美国、中国、德国、法国、英国、日本、意大利、加拿大、巴西、印度等 20 国集团高峰会议不断采用的货币增发措施就是政策底的明显信号；如果政策不到位，那么就应该暂时观望一段时间。从 2009 年的情况看，中国投入的 4 万亿元人民币欲扩大基础设施建设，拉动内需，平均到每位中国人，也只有 3000 元人民币（或者说400 美元），可想而知，怎么能解决三年的问题；美国政府的投入是 7000 亿美元，平均美位美国公民约 2300 美元，而且大部份给银行还债或者做抵押去了，没有直接到达消费者手里。贷款利息象抽筋一样，终于跌跌撞撞降下来了，确实解决了一部分濒临破产的家庭重新贷款，勉强避过破产清算，可是，许多没有问题的家庭也趁机重新贷款，更加重了银行的负担，减少了银行赢利，又会减少投资者的积极性，从而提高贷款标准，收紧贷款，也就不会加大流动性。这里，还不包括大量的信用卡负债问题，这方面的问题在 2009 年大批涌现，在 2010 年是一个关键点。商业贷款问题，从 2009 年 7 月份开始，许多已经到期，许多银行已经表明不愿再贷款，那么，商业地产破产清算在 2010 年将如洪水猛兽一样袭来，给信贷危机雪上加霜。

再次，要进一步看金融危机的后遗症问题。金融危机过去了，可是恢复是一个漫长的过程。金融界的一些工作机会将永久消失，那就是由华尔街发明的 CDS（CREDIT DEFAULT SWAP 失信互保计划等衍生证券）带来的投资与就业机会。CDS 是什么呢?简单来说，就是华尔街把自己当成一个货币发行机构，发的不是人民币，也不是美金，而是政府没有发现，发现了也没有监控的"空票"。这种空票的发行量已经达到 62 万亿美金，也就是说前面十年，全世界人民都开开心心地随着华尔街的空票在奋斗、在生活。上市公司的股票以几十倍，甚至于几百倍的市盈率在交易，接下来将好戏不在。现在这种 CDS 空票已经土崩瓦解，难怪各国政府，包括美国、中国、英国、日本、印度、俄国以及欧共体等都随之而上，开始向银行注资，到目前为止，总的货币投放量增加了 5 万亿美金左右，难怪作者在"浅析2008 年经济危机"一文中提到，如果增发的货币量没有发到 62 万亿的水平，人们的财富休想回到从前的水平。

最后一个问题，也是作者提到的终极大问题，那就是现代人对凡事的期待值实在太高，这些都是高技术带来的通病。看了王子与公主的电影，俨然都成了王子与公主；听了几首摇滚乐，好象都是大明星了；玩了几只游戏，根本就回不到现实中来。另外，大家把政府官员当成神，当成救星，可能都会是令人失望的想法，比如目前的宗教与文化冲突会影响世界局势，影响到世界经济的发展。想当初，克林顿总统在白宫出了一点桃色新闻，人们急于期待一个新总统；"9.11"公布袭击事件，到餐馆吃饭的人都少了三分之一以上，人们照样期待布什总统不计一切代价捉拿与打击恐怖份子。现在恐怖份子被抓了不少，伊拉克的萨达姆.侯赛因也上了断头台，结果呢？而今，大家好了伤疤忘了痛，反过来都怪罪在布什总统头上，又对奥巴马总统带上同样的期待，而忽略了理智的行为。想想看，还有几个人在对付人口危机呢?还有几个人还在探讨宗教引起的危机呢？一说起全球变暖，大家都人云亦云，孰不知大自然的胸怀比人类的胸怀宽广多了。

人类的毛病就是越发展，越是自以为是，越是自私，越是缺少真正的合作。在一个自私与动荡的世界里，要谈发展与自由是毫无意义的，更多的是冲突与破坏。反映到地产投资领域，更显得重要，因为地产投资与地理环境与经济状况紧密联系。其它投资细节，作者将在房地产投资专著中论述。

# 浅析 2008 年经济危机

（本文曾经发表于 2008 年 10 月 26 日）

2008 年以来，美国金融危机正在引起全球实业经济危机。对世界各地的人来讲，除了担忧世界经济形势的恶化外，最关心的还是本地经济问题。作为这次危机从头到尾的见证人之一，我想通过实例，给大家分析一下这次危机的根源、性质以及化解方法。

　　大家已经从各个新闻媒介熟悉了目前糟糕的金融、股市与经济形势，可是，包括上至美国联储主席伯兰克（BERNANKE）、财政部长包尔森（PAULSON）与总统布什（BUSH），下至普通的平民百姓，现在都还处于云里、雾里的状态，完全靠等待与慢慢矫正的被动方法，贻误战机。许多经济学家都说是盲人摸象，就是因为大家至今都还不知道危机到来的根本原因，本人想把自己观察与研究的结果与大家交流。

　　表面上，大家都认为是次级债引起信用危机，信用危机引起金融危机，金融危机引起经济危机。其实，次级债只是表面上的替罪羊而已，而不是根本原因。真实的情况是什么呢？实际上是落后的货币政策与突飞猛进的经济发展不配套，给经济穿了小鞋，就像一个多子多孙的大家庭还住在几间小屋里一样。因此，危机的真正原因主要是在新的经济形势下，政府的管理体制、货币与社会发展不配套产生的恶果。

　　再将目前的情况比喻为计算机与操作系统，今天的情形就好比一台计算机，如果其速度与容量及操作系统还停留在 286 型、386 型的老式计算机类型，那么面对 WINDOW 的视窗操作系统，这台计算机根本就无法做现代的任何复杂运算，更不用说进行文本处理了。结果是，到处找人修计算机(就好比找华尔街来矫正经济)，有的人说计算机感染病毒了（比如说华尔街发行了 CDS 等衍生债券），有的人说计算机的硬盘坏了（比如说美国的体制完了），有的人说计算机的 CPU 坏了（说布什总统差劲），还有的人说可能是上帝要惩罚这台计算机（比如有人说上帝要惩罚美国一样）。其实，道理很简单，是这台计算机的容量与速度不行了，跟不上发展的需要。把这个比方拿来与目前的美国经济形势相比，就是美国的管理体制与政策落后了（速度跟不上），美国的货币发行体制落后了（货币容量跟不上经济发展），结果是什么呢？就是诞生了经济的怪胎，这个怪胎的形象就是头小体大、四肢及五官不全。然而，这个经济怪胎是人为造成的，尤其是由富裕阶层的贪婪、寡头政治的无知以及贫困阶层的无所适从而形成的。

既然找到了这次经济危机产生的原因与问题的实质，我们再继续挖掘出更深层次的原因，谁是这次经济危机的最魁祸首呢？也许有人说是布什总统发动了伊拉克战争，有人说是华尔街太贪婪了，有人说是发放次级债的公司，其实，都有关系，如果仅仅将原因停留于此，那就错了。

也许大家都听说过一句名言，一只蝴蝶煽动它的翅膀，足以在几万里之外引起一场风暴；一粒小小的基本粒子，如果条件许可，足以发生大爆炸而产生另外一个小宇宙。大家回忆一下，在前联储主席格林斯潘（GREENSPAN）主管时期，他提得最多的口号就是抑制通货膨胀。同时，格林斯潘是坚决不投资股票的人。股市涨，他说会有泡沫；楼市涨，他也说是泡沫，这就变成一个七岁小孩也能说的话，八岁小孩也能玩的游戏。一提起新经济，他说难懂，或者视而不见；提起互联网，他说是虚拟经济，没有发展前途。其至到目前为止，包括今年的世界首富巴菲特（WARREN BUFFETT），坚决不买任何与虚拟经济有关的公司股票，即使他的好朋友比尔.盖茨(BILL GATES)拥有的微软股票(MICROSOFT)他也不买。众人皆知，全世界整个互联网与无线通讯已经产生约 10 万亿美元的不可逆需求，政府还在通过油价涨多少，鸡蛋与食品涨多少来计算通货膨胀率，还在以每年 3-5% 来控制通货膨胀速率，这就是我讲的经济怪胎，一方面，新兴产业出现了，新的价值出现了，而新的价值在流通领域没有相应的货币空间来支持，限制了 21 世纪新经济的健康发展，其中货币政策是绝对失败的。

什么是本文提到的新经济呢？这里要提到，在以前的实体经济时代，人们计算物质财富的方法是计算那些看得见、摸得着的东西，比如鸡蛋、油、盐、酱、醋等，而在新经济时代，产生了与实体经济有过之而无不及的虚拟经济，比如网络、计算机软件、游戏以及与这些配套的硬件设施等。对于思想保守、行为落后的前联储主席格林斯潘来讲，他把这些都当成泡沫来对待了，发现问题时，完全用联邦利息的调整来应付经济的涨落，实在是幼稚之举。现在要通过政府救市来解决目前的危机，政府发现，几十个亿不够，几百亿也不够，几千亿也不够，甚至于全世界都动员起来了还不够！原因是，各国政府没有发行相应的货币来匹配虚拟经济产生的价值，而是跟着美国这个老大哥行事，结果引来全球金融与经济危机。

　　总之，货币要么统一增值，要么统一贬值，都没有关系。有关系的是必须看清形势，适应新经济，让经济平稳健康发展，而不是倒退。特别是人为产生经济危机的时候，就应该让货币贬值，让货币量增大来迎合新经济的发展，避免出现新经济基础上的怪胎。这种怪胎的现象就是政府坐视不管，而华尔街却在肆意发行衍生证券，上市公司拼命发行公司股票，大股东，以几倍、几十倍、几百倍的市盈率为幌子，肆无忌惮地骗小股民的钱，造成股市也失控的严重局面，变成一场金融界的赌博。赌博的结果，就是拿大街上的平民百姓来当替罪羊。

　　从上面的分析，大家已经明白，全世界需要足够的货币供应来满足新经济下的流通需要，再不能让华尔街自己发行衍生证券，普通人去买单而遭受资产缩水的痛苦。今天的经济已经不是地区性局部经济，今天的货币也已经不是简单与黄金挂钩，是一个跨国的、多元化的结算系统。结论是，现在是美元、欧元、日元、英磅、人民币等需要同时一次性货币贬值的时候，痛定思痛，将欠美国与世界各国人民的钱补到美国与全世界人民手里，而不再扔到华尔街投资银行的虎口里。初步估计，对美国来说，平均每人需要 10 万美元到手才能填补这个经济漏洞，一天不补上，问题就会存在一天，也会存在很严重的不公平。也就说美国需要发放 34 万亿美元才能弥补社会就业、房价稳定以及社会保险等缺口，否则，总有一天会宣布国家破产或者让大家都快退休的时候才发现没有钱了，或者钱不值钱了，至少会害得大家鸡犬不宁。平民，将永远没有翻身之日。

文中提到的问题，其实，早在克林顿总统下台前就已经发现货币在剧烈贬值了，但是只给参议员、众议员与总统等涨了工资，记得当时将总统的年薪从每年 20 万美元提高到每年 40 万美元。因为当时，许多华尔街与世界 500 强的公司管理层年薪已经达到几千万、几亿美元的天文数字。遗憾的是，为什么政府就忘了大街小巷的平民百姓呢？现在出事了，请平民百姓增强消费信心，大家没有钱怎么能消费呢？这就是我提到的需要加强基础设施建设，增加就业；痛定思痛，一次性补偿每人 10 万美金，探囊取物，稀释华尔街吞噬的财产，让大家在新经济形势下重新生活。如果不这样，会人人自危，其实，现在世界又不是缺吃少穿的年代，关键是要鼓励大家拿到钱后投资，鼓励大家消费新经济的成果。如果有信心，每人两栋房子都不嫌多；如果没有信心，住在门厅、呆在地下室里都嫌空间大，吃一顿肯搭鸡快餐都认为是奢华。

对于普通人来说，必须明白经济危机的后果，就是即将带来的货币贬值。问题是危机的产生将让许多人失去工作机会。货币贬值的同时，大多数人会发现钱会跑到别人的腰包里，而自己的钱包却越来越瘦小，这就是将来会令许多人深受其害的双刀刃。

对于这次危机的化解方法，显而易见，就是赶快将自己手中的现金换成固定资产，或者某种其他的财产性投资方式，比如收藏一些艺术品，购买一些黄金等贵重金属，逢低吸纳一些优质公司股票。记住，买股票要有耐心，是逢低吸纳，而不是乱买。

第三章

# 智慧厅

# 智慧厅定义

为了便于理解、发挥与应用人的智慧，浩子将人的智慧分门别类，分别称为幽默、学习、交友、自尊、爱心、诚信、耐心及开心等，放在一个虚拟的空间，本文称为智慧的厅堂，简称智慧厅。

智慧，说起来难，学起来难，实践起来更难。有的智慧需要艰苦的学习，有的智慧需要比较，还有的智慧需要不断地领悟。这里，作者旨在提供一个智慧的系统，便于读者在这个系统的基础上学习、领会、填充与加固，从而把一般智慧变成高级智慧，把简单智慧发挥成复杂智慧，把虚拟智慧变成适用智慧。

最后谈怎样积累、发挥与应用智慧，让人的潜能通过智慧的表现而得到最充分的发挥，从而达到自我实现。

## 幽默

首先，每个人智慧的最高境界是幽默感。由于家庭负担重，生活压力大，工作节奏快，现代人一般处于超紧张状态，许多人还为此患了严重的抑郁症。

人们在高度的紧张与压力之下，最需要的是身体放松与情绪释放。身体放松办法很多，比如锻炼、娱乐、谈情与说爱等，情绪释放则需要轻松的环境与幽默感。

幽默是通过与别人交流来进行的，一人独处时千万别说可笑的语言或者自作自划，否则路人看见以为你有精神病；同时，一个人独处时也不要做什么幽默动作，否则精神上会受到损害，稍有不测，后果不堪设想。

作者认为，幽默感在与别人的交流过程中才会体现出智慧与现实意义。可以说，幽默是人生智慧机器的润滑剂，有了幽默感，就可以多帮助别人，为自己、为别人解困，还会带来许多意想不到的效果，人生则万事如意！

为此，浩子把幽默感放在智慧厅堂的天花板上，让每一个人都能注意、学习与仰望！

## 学习

谈到幽默感，一个不学无术的人是不会有什么幽默感的。为此，有智慧，又有幽默感的人，一定要经过艰苦的学习、丰富的经历与锻炼过程。

古人云：学而优则士。虽然有人对此持批评态度，仔细想来，作者觉得还是有一定道理，因为它并没有指只是从书本上学习！好好学习、天天向上、活到老、学到老，即使一天一刻也不要荒费掉。看来，这些古人的警语还是真话。

学习是一个持之以恒、反复预习与复习的过程。学习的过程中会有许多艰难与曲折，比如家庭、时间、健康、金钱与年龄等方面的困扰，许多人坚持不下去，一有挫折就退缩不前。如果一个人觉得自己年纪大，体力衰，不想学习了，其实只是借口而已。如果一个人觉得自己还年轻、还早，不求上进，那么，最终很可能会与无聊相伴而遗憾终身。

学习，不但为强身铺路，更为智慧助威与声张！一个坚持学习的人，就有一种向上的动力，就会有前途，就是一种成功。为此，浩子把学习放在智慧厅的入口处，因为学习是通向智慧的钥匙！

# 交友

古人云：三人行，必有我师焉。作为社会的一个重要属性，做人一定要学会交朋友。有了朋友，就有了智慧的实践机会，因为，朋友是最会辨别你是否有智慧的人，也是勇于给你提出建议的人。

交友会遇到许多困扰与不测，因为知人知面不知心。另外，因为对方也在择友，每个人在交友的时候就要面临受冷落的风险，面临自卑的困扰，也要有足够的知识与勇气。

有一点可以肯定的，只要你是善意的、诚心的、谦虚的，你就会结识许多人，发现更多的知己，学到特别的东西。作为一个结交朋友的胜利者，你在付出很多的同时，也会有许多意想不到的收获。相反，不值得与那种盛气凌人、自高自大的人交为朋友。那种人最后会被孤独吞噬，不管他是平民还是君王。

交友时，最忌讳猜忌、斤斤计较及求全责备等小人心态。交友如得道，得道多助，失道寡助。为此，作者把交友放在智慧厅的沙发上，供人依靠与享受。

## 自尊

自尊是什么？举一个例子，有一个人，天黑时走路也不向别人借用"火把"，问他为什么，他回答说："火把能照亮我一程，而心灯会明亮我一生！"

说穿了，自尊是人生行为的一个起点，是人活着的一个重要理由。自尊就会自强，自强就会自重，自重就会自息与安静，安静就不会唉声叹气，就不会自卑，就会有平安的生活。

一个有自尊的人，往往也会尊重别人。想想看，一个没有和谐概念的人，得到的自尊实际上分文不值，因为在别人面前显得自私，也会与社会格格不入。

自尊与自负是完全不同的，自负往往谈不上自尊，一个自负的人恰恰暴露了自己没有尊严，而是自取灭亡。因为自负与自私是一对孪生兄弟，会把自尊放在一边不管。

自尊是人心的根本与行动的镜子。一个人有了自尊，做事做人就会容易很多，也会真正去体谅、关怀别人。为此，浩子把自尊放在智慧厅的火炉上方的镜框里，每次看见它，每个人都会对它肃然起敬。

## 爱心

爱是一种智慧，是因为爱能够改变自己，也能够改变他人，更能够改变一种环境，特别是社会环境。

不管是博爱，还是友爱，反正一个人一定要有爱。不管是大爱还是小爱，是爱人、爱己，还是爱大自然，总是要拥有最充分的爱。

爱心要随时随地体现，尤其在困难的时候，最能体现爱的高贵。爱没有形式，因为爱传递的是物质与精神的全部信息。

有爱心的人，心胸是宽容的，语言是优美的，行动是自然的，脑袋是充实的，思维是敏捷的。相反，一个没有爱心的人，不但自私，而且还自残、自毁，最后除了遗憾之外，什么都得不到。

爱心体现人的价值，体现社会的价值，是人存在的本质，也是和谐社会的基础。因此，作者将爱心放在智慧厅的点心盘里。当有人需要的时候，可以随时享用、品尝。

# 信心

说到信心，那是一种关于信念与执着的高级智慧。信心是力量的体现，也是人在关键时刻需要表现的崇高品质。

想起两个孩子在屋外玩耍时，突然听到雷声大作，天似乎要下雨了。这时候每个孩子的反应不一。一个孩子立即大喊大叫："要下雨喽，快跑！"而另一个孩子则无动于衷，他看看天，看看地，看看周围的闪电，却喜形于色。

信心是智慧的标志，也是人综合素质的核心体现。识时务者为俊杰，此话一点不假。因为信心隐藏的是知识、经验与对事物的判断能力，也隐藏着知人知天的、主观与客观的思维能力。

信心一旦在手，做人不笑也得乐。有许多时候，人们有相同的目标与出发点，但到达了不同的终点站，就是因为信心上的差别。

信心如美妙的音乐，为此，浩子把信心放在智慧厅的钢琴上，让它在需要的时候发出悦耳的声音与美妙的旋律，给人以鼓励，并奏响未来美丽的篇章。

# 耐心

耐心是由辛苦、疲劳、饥渴及煎熬等构成，与弹簧相似，不同的是，耐心还需要坚韧。

人的身体好固然重要，更重要的是心态一定要好。一个人的心态好不好，要用是否有一颗平常心来衡量。心态不好的人，赢得起，输不起，根本就不会有什么耐心，因为急功近利会占你的上风。有了平常心，有了对世事的洞察力，一个人自然而然就有了耐心。

俗话说得好：人太急，则无智；水太清，则无鱼。你要有耐心，才显得深沉，显得成熟，显得大智若愚！行动敏捷固然不错，但欲速则不达，凡事要三思而后行，要有充分的耐心。

乌云遮天，风雨交加，你是否有心赏月？是否想在黑暗到来以后倾听含羞草与虞美人的悄悄话？有时候，多等待一天或者一刻，甚至再多等一秒，事情的结果可能会完全不一样。

耐心不会让人衰老，反而会给人酿造智慧的良酒，让你开悟、让你陶醉！为此，浩子把耐心放在智慧厅滚烫的茶杯里，如果想要嘴不被烫伤，那就需要耐心等茶凉一点再喝！

# 诚心

狡诈的人整天以欺世度日，殊不知诚心如一

枚良药，可以将人心中所有的病态与乌云驱散。纵观历史，有哪个欺人者最后不被欺？

"己所不欲，勿施于人"是圣人孔子的经典格言，表现在诚心与诚信。诚心是诚信的基础，诚信是社会大厦的奠基石。如果一个人生活在没有诚信的社会里，他的身心会被撕裂，他的人格也会分裂，他的寿命就会被相对缩短。如果大家都来建立诚信与和谐的社会，每人都有喝蜜的感觉，而不是诚惶诚恐，如饮毒药。

其实，要做到诚心很简单，克服一点自私与贪婪就行了。诚心是人最能体现其价值的地方，因为诚心诚意有益于身心健康，不会因为说错话，做错事而感到内疚，更不会因为没有撒谎而遗憾。

诚心将人与自然融合，为人更踏实。世界本来是真实的，没有隐瞒的余地。如果有人因为撒谎与欺骗而暂时成功了，那么，其代价将是无尽的内疚与恶梦相伴相随。为此，浩子把诚心当成一朵美丽的鲜花，将之插在智慧厅的花瓶里，让人欣赏与效仿。

## 开心

穷开心是有嫉妒之心的人在骂别人时的一种狡辩或者攻击性语言，其实，一个人根本就不应该管它是何种类，只要开心就好。

之所以把开心当成一种人生的智慧，是因为世界上值得让人开心的事情的确不多。关键就是谁能把握、营造开心的环境，让自己、让别人在烦恼的时候能够看到希望，体会到温暖。

开心的人必定有某种开心的理由，必定有某种智慧的语言与思维。开心也可以传递，尤其是传递给亲朋好友，甚至给予陌生人，然后让大家都开心。如果一个人整天绷着一张哭脸，还拿着一根绳子想上吊，不但会吓走好人与热心人，鬼看了也会跑掉。

知足者常乐，尤其是搞文学的朋友，想想过去在竹笺上写字的艰难，而今天用电脑写作和创作会让你心花怒放，让你文思如泉涌，能不开心都不行。

遇到开心的人和事，既可表现在脸上，更要持续保存在心里，当然，需要的是培养开心的环境。为此，浩子把开心当成巧克力，将之放在智慧厅的果盘里，供大家在筋疲力尽、愁眉苦脸的时候享受。

## 积累智慧

智慧不是一朝一日的事情，需要日积月累才能成就大智慧。

积累智慧与积累财富很相似，不同的是财富容易丢失，智慧则永存于心，受用终身。

在困难的时候，智慧就象脱缰的野马一样为你奔驰，也象源源不断的流水一样把你浇灌。在衣食无忧的时候，智慧也会象得肥胖症一样，被埋在脂肪层里，进退两难，因此，关键是要开启智慧。

用得好，智慧可以给人带来财富与广阔的前途；用得不好，聪明反被聪明误，也会带来祸灾。不过，聪明与智慧是有区别的，聪明停留在表面，而智慧则深藏于心。

智慧有大小之别，小智慧娱己，大智慧则度人。小智慧通常只能在白天表现，大智慧则在黑暗里也能生光。

智慧是一个系统，有永久的成效。小聪明则是一时的显现，过期会作废。家庭里的智慧，在女人身上表现为勤奋、体贴、善良、宽容与母爱，在男人身上表现为勇气、顽强、关怀、大度与父爱。一个人本身的智慧，在体内表现为刚，在体外表现为柔，刚柔并济则成有弹性的大智慧。

智慧，是思想的发动机，是生的力量，也是爱的源泉，是社会文明的精神食粮。对于智慧，本质是活到老，学到老，点滴积累不可少！

# 第四章

# 心房术

# 心房术定义

顾名思义，作者将心房术定义为心与心灵的思想艺术。尽管人们在用有关这个主题的词汇，但知其然而不知其所以然，比如什么是心态、心意、心声、心交、心慌、心荒、心愿、心贪等的微妙区别与应用。以下即是作者的详细论述，想必读者读后都成为与"心"有关的高手与专家，特别是成为有心人。

## 心情

至于心情的类别，大家一定都有感受。比如，雨停了，思绪刚刚启航，霞光照射着万丈流云，使天边露出一道宁静的彩虹。几千年的缩影就在那么一刻显现，将近处指向遥远，把远景推向无限。似问，有没有一种说法，让历史能够重演，让时间能够回到从前？也许，根本不需要去问，也不要试图去找回精彩答案，那一刻的感觉就是心情的彻底体现。

当一个人带着一颗孤独的心，挪动着犹豫的脚步，不知道周围即将要发生地震，还是要迎接那永久的暴风骤雨和黑暗，或者是要让生命之船破冰而行，反正没有一个结论能够让一颗孤独的心得到满足。更没有一种所谓正统的说法去解释，哪怕那说法与结论是无比的短小或者荒谬。

再让你感觉一下吧。蚂蚁在脚下跨越崎岖的山路；小草在微风下轻轻飘摇；地上的灰尘被轻风一扫，再不会疑神。见到这一切，你熟视无睹，因为你的心不愿染上一点尘埃，尽管那些尘埃或许就是世界上最珍贵的小钻石。是的，那种落入眼球的深处，能够闪闪发光的尘埃，有无数美丽棱角的那种彩色钻石，它会让你的思绪发光。当然，它也可以把你的心情染上一层冰霜。

你可以憋足气，体会一下短时间心脏停止跳动的感觉，那绝不是死亡，而是给你一种提醒。你可以通过这种状态感受到生命静止的那一刻，就在你周围的一切离永恒最近的那一刻，你的心情会怎么样？再加一点油，再增添一点耐心，再重复一次，干脆把眼睛也闭上吧，你的心情又会怎么样？

如果你的眼睛感觉一遍黑暗，感觉心底里什么都没有，你就永生了！当你再睁开眼睛环顾四周，发现生命开始复苏，看到美丽重现的时候，你真想迅速四处奔跑。向前跑得时候，即使没有前进的方向，你会惊讶，惊讶那生命的活力与突然爆发时的思想，原来是一阵喜乐！停下脚步，再深深的吸一口气，又重重的吹出去，你笑了，原来心情就是这样简单、美丽！

高兴时，喊吧、唱吧、跳吧、挥手吧！甚至于疯吧！谁管你。此刻，心情是你的，彩云是你的，风是属于你的，世界也是你的，无论它是黑暗、光明、远近、高低，还是昙花一现。

许多时候，山在为你站立，水在为你漂流，风在为你歌唱，素不相识的人也为你加油鼓劲。有了这些心情，你还要什么，还担心什么啊？

心情，尽管无法捉摸，但对于有心人，心情就会像你的伴侣一样，总是可以随时陪伴你，帮助你，无论是在黑夜，还是在白天！尤其在与梦想一起双飞的时候，心情就会露出它最原始的本质，时而平静如水，时而波澜壮阔，尽善尽美！

## 心声

心声，时而静悄悄，时而语茫茫，时而能预料，时而似无常。当你漠不关心时，它如浩瀚的蓝色天空一样总是呈现在你眼前，乃至于你的耳窝根本就不会感觉到一点异样的声音。当你恨不得一把抓住心声的时候，它又以仙人踏步的速度，立即消失遗尽。心声就是这样的渺小，也是这样的寂然与浩瀚，让你捉摸不透。

许多时候，心声是给你倾听的，当她把你当成知音的时候。迎接心声时，你要有准备、有修养、有耐心、有礼貌，还要有热情。

在心声到来之前，它不分主次，也没有贵贱之分。你可别摆出一副势利眼，否则，当你错过之时，你会后悔一辈子，你会觉得你是那么的失落与无用。

有时候，心声很大方，它会从远方来反复敲击你的心房，也让你的内心的某处发出同样的声音，通过声波转换为能量，然后放出某种光芒。

这时，你会觉得很幸福，因为这声音在你的心灵深处为你按摩，把你慰抚，你的血液会加快流动速度，把佳音传到各个方向，使你陶醉。

心声有时会很吝啬。如果你不相信，可以这样想，你用一个巴掌向空中击去，你会发现只有形而没有声！只有两个巴掌同时相见，声音出来了，形状也出来了，尽管你会感觉有点疼。

是的，心声需要撞击才能产生！一个自私的，毫无激情的你，会产生心声吗？即使产生了，又是哪一种声音呢？ 是和谐的声音、嘈杂的声音，还是恐怖的声音呢？

许多情况下，心声需要选择与养护，就象一个美丽的花园需要园丁看护一样。否则，它会变得零乱、嘈杂，甚至污秽不堪。

啊！原来心声也需要营养，也需要阳光！营养需要选择，这就决定了你不能接纳所有的心声，更不能忽略真正美好的心声，因为心声的交响乐需要二重奏、三重奏、四重奏，乃至和谐的多重奏来合成、来体现。

自然而然，心声也是需要指挥的，否则，心声再嘹亮也不会招来认真的听众。

心声虽然无价，但可以任意交流。交流多少以及效果怎样，要看你的胸怀与修养了。

有的人，耳聪目明、胸怀宽广、放眼四方，既容易接受与倾听各种心声又不觉得疲劳；另外一些人则是装疯卖傻、心胸狭窄、鼠目寸光，既不能接受任何别的声音，更不能自我解放。

要是你说你试过了，能够辨别不同的心声，还能轻轻松松、分门别类地把它们藏在心中的某个地方，嘿！祝贺你！

心声，无形无价，有吉有利，自有可归处！每个人最好在自己心灵深处给各种心声预留一个特殊的空间，这样，每天都能够接受异样的心声。

## 心荒

有时你醉了，无非是一阵心疼或者慌乱无知，或许心还是踏实的。如果你做梦了，你的梦将围着宇宙魂飞情绕，不管是好梦还是恶梦，你的心只是跳得快一点或者慢一点，心还是原样。可是，要是你被误解或者伤害，无论是人、事还是自然界里的一切，你会觉得无力、无助于无聊，或者觉得你的心被荒芜了。

荒芜的心自古有之。动物没有精辟的语言交流，于是乎一直处于心荒状态，因为它们不记得过去是什么，不知道今天怎么样，更不盼望明天又如何。可是，人是不一样的，因为人的心能通过思维的指挥，像机器一样不停地运转。如果这"机器"失去了动力、协调及本身的功能与面貌，它就不知所措，于是寂寞下来。若只是寂寞还好，糟糕的是甘愿腐朽、堕落、生锈与荒芜。

造就一颗荒芜的心实际上很简单，有的人为失去江山而心荒，有的为失去红颜知己而心荒，有的人为失去钱财而心荒，还有的人为失去机会而心荒。总之，引起心荒的原因多种多样，可是其结果却很相同，无聊与失落！

理智之人会迅速找到结束心荒的办法，可是许多人却不能。由于各种原因，有的人没有结束心荒的相应办法，有的人没有条件，有的人没有机会，还有的是连简单的知识都没有。

为此，有的人被折磨出病，有的人被迫妻离子散、家破人亡，有的人整天对着天空与冷月呻吟。即使有稍微聪明者也远离社会，躲进深山老林，隔山骂虎，还有的干脆用毒品麻醉自己。其实，这些都是解决心荒的下策。

解决心荒的上策是不断地思考，就象播了种还要浇灌与施肥一样，要与别人多交流，期盼奇迹早点出现。

我之所以这样说，是因为人人都有心荒的时候。难怪，如果你不自重，你最多能得到一点同情，没有人能够真正地帮助你。即使有人有时能帮你一点点，你要知道有一天你们俩人都心荒了怎么办？

翻开历史书籍，会发现不管你是凡人还是天子，如果不升华你的情感，不健全你的身体，不增加你的知识，不积蓄你的德行，不追求你的梦想，那么，心荒就会向你招手，而且还会象狼一样向你扑过来，看来是想拥抱你，其实是要咬你，折磨你，害你，让你不能自拨！尤其可怕的是，走进荒芜的心就好象走进死亡谷。在死亡谷里，连鬼都没有，根本就不会发现别的良心来拯救你了。因此，这就需要预防，不要轻入绝境。

每个人最好先看好人生的地图，寻觅人生的大方向，把握人生的机遇，一步一个脚印踩得踏实一点。尽管在你的心房里只有小草生长，毕竟它们是一片绿洲，可以被人欣赏，也可以眷养牛羊。

如果一个人失落，内心单调无味，即使送给你一颗大树插在那里，那颗树肯定会提前干枯、倒塌！人人都有内心的荒芜的时候，这与财富和地位没有绝对的相关性。想想看，你钱再多，你也不能去买成千上万吨的"化肥"来浇灌你狭隘的心胸，否则，过量的化肥会在瞬间毁掉你的绿洲，让你失去一切，让你失魂落魄与心荒。

心荒，虽然苍凉，如果拯救即时，回避有方，终究会滋生彩色的梦想与奏响生命的乐章！

## 心境

心境平静，是大多数人祈求的、理想的心理特征。如果全世界的人都表现为人心惶惶，那就会发生天下大乱。

　　心境是一个人思想的基地，人生动力的来源，人与人交流的平台。如果这个平台是踏实稳固的，人们就不会因为它而无故倒塌。如果这个平台是美丽的，就会有更多的访问者。如果这个平台是有毒的，那么，会害人害几。

　　有的人心境无光，永远是灰色与黑暗，更糟糕的是即使你亮着灯进去也是徒劳。你不但照亮不了它，它还动用一股妖风，将你的心灯吹灭。有许多情况，人们喜欢光明，喜欢那种柔和的心灯，喜欢那种由于光所带来的喜悦。别人喜欢就多给一点亮光，多给一些亮光肯定会增加欢乐，于是乎，大家都有一个开心的心境。

　　即使你的心境天生就好，充满活力与阳光，可是，你有没有想过，燃料也有燃尽的时候！你要经常环顾四周，学会维护，学会修补，学会充实。

　　许多时候，有天灾，也有人祸，你的心境一定要似钢铁铜墙，能够抵御侵略，能够坚守阵地。即使有那么一天，你的心真的受伤了，当你回首往事，你不会遗憾，反而露出满意的微笑，因为，你自己知道，已经顽强地坚持到底！

　　还有人说，把心境开辟成一个源泉，或者挖掘成一个金矿，让他人来开采、饮用。奉献就是在这种心境里产生的，就像牛一样，自己吃的是草，而献出的是血、蛋白和营养。

有时候，让别人进入你的心，可能会带来精神的污染，你要学会治理，学会去粗取精、去伪存真。对别人冷漠不太好，太热情也会被烫伤！

不同的阳光、不同的温度以及不同的气候都会影响到自己的心境，但要求你要适应，要随着自然与社会的节奏去调整，不能一成不变。要在变中求和谐，在和谐中谋永恒！

如果你觉得自己渺小，干脆回到自然状态，与天地一起高歌。如果你觉得富足，那你就到处捧场、帮忙，不要局限在自己的小窝里压抑你的心，不要无意当中缩小你的心境。现代医学可以证明，心境的宽度与寿命成正比；心境的洁度与修养成正比。

角落是人们喜欢隐藏的地方，那只是不好意思或者是想做坏事的时候。在你的心境里，最好要减少这样的精神角落，否则，造成心里负担很难清理。

有的人背上荣誉的十字架，有的人还心怀鬼胎，都是因为有不健康的心境！越是那种华丽的心境，越要引起警惕，因为太华丽了，没有人敢碰它，时间久了就会积满污垢！

心境往往是为自己准备的，当然，你也会经常给朋友留下一个位置，在他(她)受伤的时候，能够到你这儿来栖息。

世上有些人的心境很肮脏。整天除了算计自己的利益外，还不断策划着欺骗与损害别人的主意。纯洁的心境，经常是为有心人而留！一个人想要有一块纯洁的心境，需要的是严格的律己能力与不断的锤炼机会。

## 心意

　　世界上什么都可以假，可是，心意一定要真，否则，你的心会从你身体最底层的某个地方开始骚动，然后把你的整个灵魂象火山一样揪出来，象火山灰一样从高空中摔下来让你彻底失去知觉。那一刻，在你被粉碎的时候，你会觉得痛苦不堪，你会茶饭不思，你会觉得世界无情，你短暂的生命会为心里内疚而痛苦终身。

　　心意，专门要考验你，因为它在你身体内部某个最不能察觉的地方藏着。有时它还能左顾右盼，时时刻刻关注着你。它不只是想给你提提意见，而是要在你做错事的时候，动员世界所有的力量来惩罚你，直到你悔过，直到你投降，直到你把心重新捡回来，重新放在你身上的某个地方而变成有良心的你！

　　一个人心意假的时候，通常会在里里外外显示出来。不管你准备多少美餐，只要你站在门口在向过路人大声叫喊："来呀！来吃美餐吧！要饭的穷鬼们！"告诉你，没有一个人会跨入你的门！尽管你装出一副笑脸，假惺惺地帮助农夫种下最后一根禾苗，可是，你迟早会完全暴露，尤其暴露你特别肮脏的心。你的脚不但要踩死最后

87

一根稻草，也会蹂躏一亩田未来所有的收获，因为你的心是等同于黄鼠狼、狐狸和狼的类型！

心意要真，才能给你的交往对象带来愉悦，才能营造良好的交流环境。于是，善意就流露出来，把阳光一点点吸收，把雨露一滴滴隐藏，把新鲜空气一丝丝欣赏，一起去产生爱！

真爱是单向的，从不要求回报，这就是真。真爱的心意，真的不管有没有将来的回报，因为爱是昂贵的，可以付出，但很难得到！

其实，一个人的心意是真、是假，一点不难辨别。只要想个办法，在他的脸上贴一个标签，然后对他说一声："你脸红了！"如果那人的脸真的红了，而且发现还有别的难以控制的形态与生理反应，心意的真假自然会暴露无遗！因此，在辨别真假时，还得认真对付。

对于心意的把握，零的突破不难，百分之百又没有把握，那就先用一分为二来辨别吧！心意若是假的，你就会带上假面具。如果带上假面具后你真的感觉透不过气来，或者身体被扭曲而变形，你还是向后转吧，肯定会发现至少有一颗真正的良心在后面等着你！

假意让你发疯，真意让你陶醉，最后是你的良心为你护航，让你不能有一个撒谎的理由！当然，大家都会遇到真真假假的情况，这就需要知识与明智的举动，还要做出正确的判断。遇到这种情况，良心的发挥很重要，建议不要因小失

大，造成自己也难以控制的损失。有句话是真
的，人算莫如天算。

总之，心意一定要与和谐相同，与良心为
伴。

## 心态

心态是捉摸不定的、易变的，与社会环境有
关。

在现实生活中，有的人身无分文以及骨瘦如
才，却顽强地活着，还助人为乐。还有的人，虽
然腰缠万贯、花枝招展、衣食无忧、大腹便便，
但是喜欢贪权掠财、怨天尤人。有甚者还为名利
所趋，或以精神分裂症为由，不是跳楼就是去自
残。

以上这些人殊不知赔了性命又损名声，还伤
了一大批亲朋好友，这就是心态出了问题。说穿
了，与人和自然打交道，会产生各种各样的心
态，心态是否端正对一个人是否感觉真正幸福有
关。

心态好与不好的界限，有时候仅限于一水之
隔，一步之遥，一字之差。心态是可欲不可求
的，看起来随便，似乎是毫无价值可言的东西，
其实相反。不过，心态就像开关一样，能够随时
随地把握你，控制你。

除了法律与道德约束之外，心态的好坏取决于你自己！是积极向上，还是唉声叹气，是离心或者成就于一瞬间，完全由你决定。

## 心怯

由于有人骂你，你变得胆小如鼠；由于有人抛弃你，你开始失落；还有人骗了你，你变得愤世疾俗。

于是，你失望了，你的心态是如此迷惘、如此惆怅，以至于不能自拔，这称之为心怯。在心怯来临的时候，你开始恨这个世界，开始刁难自己、报复别人。

要知道，有好多美好的词语在那儿，有好多美好的精神财富在那儿，有许多好人好事在等着你。你，干吗要伤心？ 你，干吗要颓废？ 干吗要胆小心怯呢？

天下何处无芳草，人间何处无牛羊。生命是短暂的，又是每个人唯一相似与平等的东西，要加倍利用、加倍珍惜才是！

一个自重、自强、自尊的人，什么都不怕，更不会由于心怯而失败担忧！

## 心富

暂时的财富不等于永久的快乐，心富才是归

宿。可是，许多人还是不相信这一道理，总以为有钱能使鬼推磨。

假如你衣食无忧，甚至还拥有众多的土地、巨额的财富、成群的牛羊与奴隶，你高兴，高兴坏了。就算你有十尺身躯，给你打造一张十二尺的大床吧，你会发现来陪同你的是灰尘、老鼠、虱子、跳蚤与蛇虫等。再想象一下，你的房屋奇大无比，像个迷宫，即使你自己也会迷失其中，难道你满足于此吗？若是这样，你会开始做梦，把妖引进来，把鬼引进来，把疾病引进来，把香烟与毒品也引进来，还名正言顺地与少数人举行各种花样的派对，说不定还惹是生非。

结果，你发现你越来越脱离广大的朋友，脱离了自然，脱离了生你养你的母亲与大地，最后，却倒在一声无聊的叹息之中。

你终于发出感叹，原来这世界是属于大多数人的，大多数人是需要帮助的，就象比尔盖茨与梅林达夫妇，还有华伦巴菲特正在从事的慈善工作一样，他们为大家树立了楷模。

生命的意义决定了，一个人要用平凡的心态去直面不平凡的人生。积钱到一定程度之后，积德是每个人的首要任务。这方面，比尔盖茨与梅林达夫妇以及巴菲特给大家树立了慈善的榜样。另外，美无处不在。你迟早会发现一种美，即使是呆在荒无人烟的岛屿上，行走在一望无际的沙漠里，与玉米地接吻，在菩提树下乘凉，将你的钱财捆绑在穷孩子的身上一起成长都是很美好的事情。如果得到这种美，你的心态一下会冲上九宵云外，你的呼吸也会给你带来加倍的氧气！

许多时候，也不管那么多，过一天，算一天，做一天和尚撞一天钟，天不理，法不认，想到反正都是死路一条。可是，你错了，大错而特错！之所以这样说，是因为生有生的相似，死有死的不同。如果你不顾未来，只看见眼前的世界，是的，没有一个理由会阻碍你的懒惰与剥夺你那种僵死的选择。

生命的轮回会把一个无知的人一直抛向烦恼的旋涡，哪怕你有一时的好日子过。况且，在眼下，你的配偶、你的亲朋好友、你的祖祖辈辈与儿子儿孙呢？你的良心呢？这些都会有一个向上天交待的日子。

从心态上讲，真的不能有一点浪费，不管是时间还是生命，因为人是属于社会的人。财来财去，有伤和气！心中实在，充满活力与笑谈人生，由心富而得永生！

## 心愿、心贪与心虚

心愿是一种冲动，一种理想，一种欲望与追求。心理健康需要的是一种欲望的平衡，无欲与有欲的互补与平衡。

如果欲望不多不少、不左不右，就会形成一个平静的心态与弹性的思维空间，这是一种理想的微妙平衡。

此时，不管你称为"无欲及乐"也好，"有欲及乐"也罢，都是好，基本上是一种"随心所欲"的心理状态，我们也可称之为理想的心愿。可是，一旦这种理想的心愿状态失去平衡，就会出现两种情况：心贪与心虚。

心贪是一种"有欲及乐"的心理状态，问题是欲望过度了，称之为贪。你认为，无止境的欲望会给你带来无穷的快乐，其实不然。

有欲及乐在理论上是完全正确的，实践中也是可行的，可是问题就出现在一个"贪"字上。

之所以说有人是心贪，是因为你的能力、知识、经验以及道德水准等都赶不上这种欲望的增长速度。同时，这种人在社会上也得不到广泛的承认，而且在落实到做某件事情上的时候，你自己也知道是在玩火。

如果心贪只是有关自己思想的进步，也许会转化为积极向上的精神与动力。如果心贪是建立在影响别人利益的基础上，那是很危险的，因为会招来或大或小的外部冲击，甚至把你自己完全毁灭。

心虚是心愿的一种"有欲及悲"的状态。你把自己的欲望升高到难以接受的水平，而且赋予行动了。可是，当你突然发现这些欲望的难度是如此之大，几乎是难以实现的欲望，在这进退两难之时，你开始怀疑自己，怀疑现实，心中缺乏底气，于是，你心虚了。心虚与心贪都是心愿不符合现实的表现。

古代孔子说过，天高不算高，人心比天高。人的欲望如果不达到控制，就会失去平衡，带来严重问题。

"无欲及乐"是一种最理想的心理状态，可是，一般人根本办不到。许多有识之士几乎花了毕生的精力来锤炼自己，向着无欲及乐的境界过度。但是，也许你还年轻，人生能有几回搏，你肯定要有欲望的。也许你很聪明，要实现自己的理想与抱负，你肯定也要有欲望的。也许你位高权重，试图多一些个人回报，你肯定也是有贪欲的。

从理论上讲，在进入棺材之前，在人生的某一瞬间，每个人都会达到"无欲及乐"的境界。对于这种境界的区别是，有的人持续得长一点，有的人持续得短一点，还有的人在"无欲及乐"与"有欲及乐"之间不断地徘徊。

还有一种雷锋似的人物，他的"心贪"不是为自己，而是一心一意要为人民服务，这个时候是将个人生死置之度外的，是以牺牲个人为基础的，是不论得失的，是"有欲及乐"的。

如果那人是为了得到社会承认，得到领导表扬与题字，或者是其他私人目的，那也会是一种心理负担，则是"有欲及悲"的。

心愿没有速度，可以快速增长，也可以快速熄灭，关键是否是你自愿。如果这个心愿是你真正的心甘情愿，不管是有欲与无欲，都是你自己的选择！

有欲无欲，亦仙亦俗，阴阳互交，乾坤轮换，要造就适当与平衡的心愿。

# 心交

每个人都想像一下，在一个阳春三月与风和日丽、万物复苏与逸然自得的日子，就在那即将擦肩而过的一刻，你突然发现她在呆呼呼地凝视着你，而她的美貌也跳进你的眼球，你被她的魅力深深地吸引。就在你困惑谜茫的时候，她的笑容来到你面前，露出樱桃小嘴，把你浩瀚的心情吞噬。

就在你露出喜悦与激动的时候，你什么都看不见，什么都记不起，而她却以半个宇宙的形象向你姗姗而来，占满你的整个心灵，你吃惊得大叫：你，就是我的灵魂！

于是，你与她就进入一种完全的痴迷状态，开心了，由于"心交"而醉！她就是在你最需要安慰的时候所遇到的，在你最希望给予无限报答的时候想到的，在你最愿意付出美好的时候所触摸到的。

心交表明你已经离不开她，在你的记忆里不会遗忘她，在你的梦里有她，在你爱的角落里有她明显的位置而不会把她当成一个多余，或者累赘！她，已经成为你生命与心灵生活不可或缺的一部份。

有时候，你想她，在无限的思维空间里，你把她亲切呼唤，精心摆设，小心调动，因为你认为她是你的。你始终觉得你在保护她不受一点伤害。你可以将她随时拉出火坑，将她随时从困境中解救，将她升华，与天使一起同行，去广阔天地，去永远躲避风霜残雪，去永远享受阳光，去永远享有爱。

有时候，她在想你，在给你传递信息，在给你施与至爱。你能时时刻刻感受到那份爱的动机与力量，就像烈酒在浇灌你，你会觉得你被抛进她爱的海洋了。虽然有时你摸不到她，但却能在心里感受得那么真切，她会在你脑海中拼命地旋舞！

心交是不会累的，因为她与你已经被赋予宇宙的永恒特性、自然的舒适环境与上帝的无量恩赐。如果你实际上累了，那是你暂时还没有真正领会永恒的精髓，证明你还沉迷于日常生活，比如站在拥挤的车箱里观望，坐在世俗的安乐椅上迷想，躺在充满嘈杂声的板床上狂叫。

你需要升华，上升到让你能永远清醒的大千世界。那时，你会觉得幸福，原来你有一位永远的知己在陪伴你，一有机会，她就会与你擦出爱的火花，没有任何代价，没有任何诺言，而只有特定机缘。

心交，虽然稀少，但确实存在，在你真正爱她，她也真正爱你的时候，尤其是大多数人都说搞不懂或者嫉妒你们的时候！

心交是一种爱的极致状态，一个魔鬼的身躯与扭曲的灵魂绝对不会有心交的幸福与快乐。心交只留给有心人与有情人！

## 抑郁与心烦

许多时候，人们在哀叹：雨呀，为什么下个不停？寒风呀，怎么吹个没完？黑夜呀，怎么如此慢长？可是，与人生相比，风、霜、雨、雪以及黑夜又能算什么？

心烦是什么？举个爱的例子。如果给她一个理由，她肯定会爱你；如果给她一百个理由，她就只有十个理由要爱你，九十个理由要烦你；如果给她一万个理由，她最多有一千个理由来爱你，那剩下的九千个理由都会让你心烦与抑郁。

刚要云开的时候，雾来了；刚要表达爱的时候，气来了；刚要脱衣睡觉的时候，门铃与雷声都同时响了。

是啊！气不打一处来，让人心烦的事情就象半夜的恶梦，无头无绪，无声无息，但总是给你的心情唱对台戏，让你觉得苦闷，让你焦躁不安，让你抑郁与白头。

他（或者她）总会在你最不愿意的时候，对着你唱最不和谐的歌，让你失望、让你忧愁、让你心烦。

　　如果你跟他（她）一样，不但苦闷心烦，你还会生气，甚至于猛吃、猛喝、摔东西或者是走向茶饭不思的另一个极端，半夜开车离家出走。

　　象瘟疫一样，心烦会传染，还会留下后遗症与抑郁症。深入你内心的每一个角落，把你的每一片良心都污染，直到你也让别的人心烦。

　　有很多对付抑郁的办法。常见的是改变生活环境、人生态度、业余兴趣、工作单位、从事的职业等。如果是遇到惹不起的恶人，那就躲避他，用公理去劝解他，用环境去制约他，用神道去惩罚他。

　　总之，心烦时千万不能停顿与自暴自弃，停顿等于心死，等于自我灭亡，唯有改变能获得永生。

　　抑郁与心烦，除了带来不幸，更多的时候会带来思考与转变的良机！

## 换心

　　世界上有许多不同种类的交换，最常见的是物物交换。与表面上看得见的物物交换不同，心与心的交换是在看不见的世界里进行的，不但时间长、难度大，交换的速度捉摸不定，而且还会容易引起误解。

　　黑心肠的人与黑心肠的人交流比较容易，反正是一个环境、一个颜色、一个目标、一个结果。如俗话说："黑猫吞碳，黑吃黑！"

　　有良心的人，往往期求有一个较好的交换结果，会撞出或多或少的火花。可是，由于每个人的心胸有宽有窄，个人利益倾向不同，就会产生意想不到的交流与交换结果。

　　通过心的交换，有的人成了朋友。交换时，有的走得稍微远一点，成为好朋友。异性之间的交换还成为情人，或者最后行同陌路。

　　难道心的交换真的那么重要吗？答案当然是肯定的。如果不重视，人与人之间即使是亲戚朋友，也会产生隔阂，甚至误解，成为不和谐与矛盾的根源，从而产生信任危机。

　　从大的方面讲，集体之间、民族之间、国家之间与宗教团体之间，其交流不当会引起社会的动荡与经济的灾难。

　　心的交换需要动力，有动力就会有牺牲，不管是时间、金钱还是生命，都会成为牺牲的代名词。可是，有许多人意识不到这种牺牲，成天考虑自己，算计别人，好象自己生命的计划就是人吃人似的，不用说，见着这种人，大家肯定取其三十六计的上策，走！

　　另外一种是斤斤计较的人，在心的交换过程中，计较得厉害，生怕亏了自己，整天如阴魂附体，见了这种人，一定要揭发他、开导他！

　　还有一种是心不在焉的人，遇到这种人的办法就是说教！当然，种类太多，由于时间与地点不同，各人自有体会，大家的任务就是辨认，辨认哪两颗心在交流！

　　心的交换当然也需要环境。营造一种交流的环境至关重要，无论是物质的、金钱的，还是心灵的环境。在某个适当的环境中交流，犹如有的放矢，交流效益最高；否则，交流不成，就变为对牛弹琴了。

　　交流时，不一定要门当户对，但有一点是主要的，就是寻找共同点。求同存异的交流人人都会办到，关键是要知彼知己，洞察别人的内心世界，以及给予别人内心世界渴望的东西。异性相吸引，异力与同力可以相向而行，也可以相互排斥。

　　心的交换最难，难在知人知面不知心，因此，心想事成的结局并不多，你要作好随时吃亏的准备。

　　俗话说得好：害人之心不可有，防人之心不可无。换心，也换德，有德就有才。一个人德才兼备，就有无尽的前途与幸福！

## 心语

　　坦然，是人生的一种品行，你没有什么可以隐瞒，即使有人对其添油加醋，你也不会做贼心虚，因为，就象久经风吹与日晒的沙漠，时间一长，暴露的全是金子。坦然的结果是正大光明。

　　犹豫，是人生内心的摩擦力，在血液里会由于粘滞而降低速度，在脑袋里会由于阻塞而成脑血栓，余下的其实是短暂的青春。犹豫的结果是贻误机会。

怀疑，是一针毒剂，当被注射到别人的身体里面时，扩散得如此之快，竟然会引起自己兴奋，而对方将由于被怀疑而遭受不白的痛苦，可能还会将之传染给另外一个人，说是有鬼。怀疑的结果是内疚。

奉献，在普通人的辞典里没有一席之地，因为它被藏在天堂的地下室，由于离地狱比较近，只有上帝才能打开。如果你有奉献精神，你就是有爱心的神子。

醒悟，不是乘飞机或者轮船说到就到，一般会在上帝的怀抱里或者佛界轮回若干次后，才会在菩提树下的阴影里看出阳界之光，那时，就象从恶梦中醒来一样，浑身发抖，不过，就成了，也许成蝴蝶，也许成猪，也许成兔或者别的什么，但再不会成魔，通称入境界了。

爱情是什么？就是发誓陪她、养她、宠她、保护她、收藏她，放飞她的心情，让她变成蝴蝶，然后再成女神！对他，也一样，不过，还要假装打他、骂他，但千万不要骗他、躲避他或者赶他！

事业成败不要紧，只要有信心。难过的时候，其实，在阳光下深呼吸就行了。成败乃兵家常事，因为天知道怎么做，你也知道怎么行！

许多时候，没有人能够说清楚你在说什么，不过有一点是肯定的，先说疯话，犯了错误后，再成哑巴！

有谁能够在快乐里感受到快乐，痛苦里不怕痛苦？如果是你，别人一定认为你很行、很牛或者很成功！

许多人没有得罪人的时候，象个猴；得罪人的时候象个球，或者说象个"滚蛋"！

今年的气候与往年不同，主要是多了一点温暖与温柔！明年呢？会不会出现风马牛不相及？人人都必须知道世事无常的道理。

心境是有弹性的，十万八千里只相当于打别人一个耳光的距离；还有，闷烧也能炼金，只是没有火腿的香味而已！心境好坏，其实可以用止渴一样的快乐去丈量，喝多一点，可能长胖，喝少一点也可能生疮，反正，难以如意。

生活并不是唯一，生命却是！若在生命里加上生活，就要看生活的质量了。而生活的质量反映在生命中就是：折腾的时候要体会有没有血液的沸腾！如果没有，就别去折腾，否则，一切都是白搭！如果有，那就在沸腾中陶醉吧！

人世间有许多组合，但最好别把现实与梦想随便组合，别把红心与黑心组合。

在人的一生中，你可以独自吹风，但千万别在他人面前吹牛，因为，你骑的是马，露出的是马脚，而别人还带着变色镜。

再丑的人，也比我们的祖先漂亮，因为我们的祖先是猴子，全身长着长毛，知道这一点，就不难互相尊重了，因为心都是一样的。

人的恶习就像牙缝里的污垢一样顽固，除了天天漱口外，还要洗心革面才能去除。世界上的怪事就是很多，比如说许多有钱人喝水，许多没钱人喝酒，而且还是喝烈性酒。

一个人，从无路可走到八面玲珑，将无名指变成金手指，是需要一定过程的，这个过程很漫长，也许需要适应，也许需要随波逐流，但是有一点可以肯定，需要你先低头做事。

世界上有很多系统，包括各种小系统、大系统。其实，系统不在大小，健康的系统最重要。如果这个系统是心态，那么，心态平衡最重要。

# 第五章

# 后现代思辨篇

# 后现代定义

有一次，作者到哈佛大学旁听一个文学研讨会，发现"后现代"一词被行家们频繁使用，诸如"后现代的台湾文学"、"后现代的大陆文学方向"与"后现代的诗歌创作"等此类的观点与看法。作者也赶时髦，趁此机会写几篇文章谈谈对后现代的思考，后现代的物质与精神追求。

后现代（Postmodernism）一词主要是在启蒙运动与现代主义基础上发展出来的一个时间上的相对概念。如果启蒙运动是脱离愚昧，那么现代主义就是追求人性与理想，而后现代主义则是对现代主义的继承与反叛，尤其在 20 世纪中后期与 21 世纪初期突飞猛进的高科技发展时代，后现代主义表现出一种极端的自由化特征。

## 人性的颓废

说起人性的逐渐颓废，我先以中国为例，把现代中国人定位为吃苦的前辈人、幸运的这辈人、幸福的下辈人与失落的下下辈人。之所以这样划分，是想给每个人披上时代的外衣，将后现代的忧虑与前景展现在大家面前。据我理解，后现代需要的就是物质文明与精神文明发展的完美结合。

　　我观察了许多吃过苦的前辈人，现在物质生活丰富了，还念念不忘"深挖洞、广积粮"。由于以前受过寒冷的刺激，现在家里棉被等堆积如山；以前缺少粮食，现在是各种食品与干果塞满每个角落；以前没有喝过精致饮料，现在老酒、果汁、茶叶等放到过期生霉为止，而且许多人还处于亚健康状态，还不断食用过期的腐败食品，乃至于有的人过于肥胖，而有的人又过于身体单薄，在外面行走时，风都可以把人吹倒。

　　话说幸运的这代人，改革开放后白领满街、金银满地，造就了无数个富裕家庭。酒吧是他们的话吧，茶楼是他们的洗手间，歌厅是他们的消音器，宾馆是他们的卧房，女人是他们永久的话题，"敲锣打鼓"也变成了"敲背打股"！这代人，我也对你无话可说！

　　那幸福的下辈人呢？手机不离手，人成为手机的奴隶，短信变成一种负担，黄色笑话满天飞。游戏变成青年人社交的必备节目，网吧就象一只无形的大网，罩住每一个青年人的希望，在网上即时聊天室谈情说爱、调情骂俏，最后对父母来说就是孩子们精神上的失落与身体的失踪。

　　我最担心下下辈人，全球气候变化越来越剧烈，自然资源越来越少，社交能力越来越差，工作机会越来越少，生存与生活空间越来越小，夏天温度越来越高，冬天越来越冷，食品的毒素越来越多，身材越来越变形，真是不敢多想象。后现代，能否请你慢慢来！

# 势利能持续多久

过去的人期盼共享物质财富，现代资本主义打破了资源共享的梦想，于是，财富开始分化，大到国家，小到夫妻与情人。

有那么一天，人们的头脑越来越灵，钱包越来越鼓，而肚子里的气也越来越膨胀，人们开始势利的竞赛，眼睛也变成了势利眼，心胸也由于金钱的挤压而变得越来越狭隘。如果没有钱，没有地位，即使亲戚朋友也行同陌路。更有甚者，夫妻与情人同床异梦，直至忍受孤独，也要在金钱中各自开辟一条势利寂寞的羊肠小道。

势利的结果，人们开始分化，虽然没有阶级斗争，可是，大家可以轻易辨别出来。举个鹅脖子与鸭头的例子来说明。五星级宾馆里200元一份几乎没有多少营养的鹅脖子，与小巷里3元钱一只的有色有味的鸭头相比，区别之大，让人吃惊。吃鹅脖子的人身材越来越枯瘦，头脑可能要用心理医生来洗涤；吃鸭头的人光着膀子也可以闯天下，头脑清醒得让人羡慕。

最糟糕的是势利会将人淹没在财富与社会问题的旋涡里，甚至忽略最简单的生存逻辑，忽略家庭，在算计中失去与社会打交道的机会，还可能整天呆在一个小圈子里，自欺欺人。

势利是私有化的产物，还能持续多久，不知道！知道的是，势利眼越突出，留下的视野越狭隘。最后，回收到自己名下的，未必是最多的，或者未必是最开心的。

# 快速通道

当社会进入高速发展阶段，人们的各种需求不断增长，由此而产生各种快速的入门方法、快速通道、加急措施等。尤其是在城市，看起来很短的距离，即使很有经验的司机也会遇到堵车而陷入上天无路、入地无门的尴尬境地。如果迅速开上高速公路，情况会明显好转，哪怕距离稍微远一点，毕竟时间很宝贵。

到售票处买票，老人、军人、政协委员、人大代表及海外侨胞等都有专门的售票窗口及候车室，有钱买软席的也不例外，上车也是优先，充分体现了政府对老年人与特殊工作人员的照顾。问题是，有的人永远达不到某种受照顾的层次，永远处于奔波与受苦状态，永远进入不了快速通道，应该怎样去改变现状呢？怎样找到人生的快速通道呢？

以前说过，人各有志，有福气与否取决于是否具有先天的条件与后天的努力。问题是，什么样的努力才能让人顺利到达人生的顶点，也就是达到自我实现呢？有的人通过学习，有的人通过傍大款，有的人通过投机取巧，还有的人通过欺骗与犯罪而达到所谓的成功。

另外一个问题是，涌现各种不同的成功后，也出现了形形色色的社会问题。其中一个特点，大家都在寻找人生成功的快速通道，也可以说用那种不顾自然与人文环境、那种急功近利的、近乎自杀式的方法。

要注意的是，一旦在快速通道上"撞车"，后果将是不堪设想的。要想顺利，必须发挥创造性，练就各种本领，学习各种应急方法，熟练掌握处理各种人事关系的技巧，充满耐心、信心与诚心，学习识别与应对各种骗局的超然本领，然后才能坦然的面对生活。

人生的道路充满着坎坷，该慢的则慢，该快的则快，只有掌握生活的诀窍、刻苦耐劳的坚强性格、八面玲珑的本领，才能有可能拥有相对完美的人生，而不管走的是慢车道，还是快速通道了。

## 男女关系之别

不知是什么原因，人们对男女关系的定义越来越模糊。

在一次"关于爱情"的讲座里，有中国婚姻问题专家之称的李银河已经显露出她对于"多边恋"的憧憬与关注。在南京演讲时，她认为，爱情应该"既强烈，又不排它"。有不少听众对此表示质疑并发问，这种"多边化"的家庭打破了传统"核心家庭"的格局，会不会造成社会的不平衡乃至混乱？李银河回答比较干脆，她说：
"一切东西都应该要丰富多彩。如果家庭都只是
一夫一妻这个模式，反而显得过于单调。"

目前的讨论热点既然如此，我也想发表一点
有关男女关系之个人看法，帮助澄清一些两性关
系的概念与事实。

如果男女之间除了工作关系之外，什么关系
都没有，我们称之为同事，包括男同事，女同
事；如果男女之间只有性关系，而没有爱，我们
称之为伎男妓女（性伴侣）；如果男女之间只有
爱，没有性关系，我们称之为梦中情人；如果男
女之间既有爱，又有性关系，我们称之为夫妻的
合法关系；如果男女之间的关系很复杂，包括了
上述所有的各种形态，我称之为有病的人。

话又说回来，李银河重视的观点是否说明后
现代的男女会不会都要成为病人，至少是与爱有
关的"爱之病"人呢？

## 误解与冲突

人与人之间很容易产生误解，而误解往往会
转化为大大小小的冲突。

如果误解是计算机犯的错，很容易纠正，比
如，我用计算机写文章，在打印"浩思天地"的
时候，计算机萤光屏错字连篇，自动出现"浩思
田地"，或者"浩思天敌"，或者把"浩子"打

成"耗子",要消除此种机器造成的错误是不用吹灰之力的。

可是，如果误解转化成情感冲突、利益间的冲突、宗教与文化冲突、社会冲突或者是地区与国家冲突等，要努力消除就会需要付出一定的时间与代价，甚至是很难承受的灾难性代价。通常我们发现最多的是夫妻之间的误解，这种误解会后患无穷，除了失去时间、金钱与精力，有时，会让你失去终身伴侣。

消除误解需要各种方法，主要有认错、道歉、交流、沟通与回报等，各种误解最终是可以消除的，关键在于对症下药。如果朋友之间能消除误解，让每个人都感觉好一点，不受到任何生理、心理或者经济损失，付出代价去消除误解也是值得的。当然，许多时候，误解是不以人的意志为转移的，比如由于客观条件的限制、通讯不即时以及语言的沟通有障碍等。

解决误解需要耐心与诚心，还需要认真倾听对方的不同意见，将心比心可能是一种比较实用的办法，作者在"智慧厅"与"心房术"两篇文章中都提到这一点。有的人有意从鸡蛋里面挑骨头，那就要另当别论了，那就叫没有办法，或者说没有救了。

虽然误解是普遍的，但消除误解却需要特殊的办法，不能心急，更不能掉以轻心。误解就象疾病，早迟都必须要消除。

# 爱是乒乓球还是篮球

人们一直在关心爱、谈论爱、思考爱。现在，先问一些有关爱的问题，比如，爱是为自己还是为别人？爱是互相关怀还是互相寻欢作乐？爱究竟有没有成本？哪一种爱的成本是应该付出的（比如为保护爱人而付出金钱、精力与生命）？哪一种爱的成本是毫无意义的（比如一哭、二闹、三上吊）？小世界的爱与大世界的爱有什么不同？

如果爱是圆满的，那么，爱是乒乓球似的圆满还是篮球似的圆满，甚至是宇宙似的圆满？既然有圆满的爱，得到了乒乓球似的圆满的爱后，遇到篮球似的大圆满，是否还应该追求？爱的升华是否可以螺旋似的上升，即从乒乓球大小的爱上升到篮球大小的爱，再上升到与宇宙一样大的爱，而大家都不去计较？如果都是爱，那么，现代人的自身综合素质、对爱的追求对象与价值观是否成正比？

我还在想，如果男女之间用哥们儿与姐们儿来定义，这种义气可能会维持长时间的友谊。那么，为什么许多男女成为恋人后就开始小气（消气）呢？大家都知道爱是自私的，可是，为什么要去互相折磨而损伤对方，结果也惹得自己气亏呢？爱与恨的转变能否变成爱的珍藏与恨的化解呢？爱的归属与自由又是什么？

　　既然是爱，为什么要选择放弃？既然是恨，为什么要选择用薄弱的言情去包住恨的熊熊大火呢？人们一谈起爱情这种事情就会神经过敏甚至血管堵塞，其实，要认真对待，勇于面对，考虑多方面的因素来回答这些常见的问题。

　　世界上没有不可以解决的问题，只是人们还没有找到解决这些问题的途径而已！对爱的态度，同样如此。

## 下牙的毛病为什么比上牙多

　　如果大家留心，一定会发现下牙的毛病比上牙多。之所以如此，是因为上颚的血运丰富，上牙牙床受损伤后修复能力更高。再说，钙质及污垢总是往下面沉积，细菌也喜欢在下面着床、安家，以至于下牙成为藏污纳垢的温床。如果不用牙线每天除污，不找牙科医生定期清洗牙齿，即使牙刷再好，都会无济于事，结果将是提前掉牙。

　　其实，牙齿好坏是一回事。我在想，如果一个人的思想不升华，精神一定会萎缩，象污垢一样往下掉，行为上就会损伤自己的身体与灵魂，最后自己如被蛀坏的牙齿一样，要么被人拨掉，要么藏污纳垢去影响他人的心情与健康。

　　既然牙齿如此，什么东西都会上下有别。人类也如此，先将上下理干净，再将左右清干净，上下左右就会和谐共处，享受清静的生活！

# 野蘑菇有多毒

有一次作者采了一只特大野蘑菇，因为不确认是否有毒，不但没有吃上一口蘑菇肉，没有喝上一匙蘑菇汤，反而用了近十天时间折腾。

折腾什么呢？拍照、鉴定种类、判定毒性、搞一些宣传，结果是搞得一屋子的蘑菇味，全家老老少少都围着大蘑菇转，还惹来不少恶梦。最后，大家决定，放弃这个特大的灵芝蘑，将它扔到林子里去。

将灵芝蘑扔掉后，全家有说有笑，也不想靠它发财了，也不想吃了它长生不老了。以后想欣赏，就看看灵芝蘑的照片，不亦乐乎！大家还得出经验，不是你的财，最好不要去贪，自然一点为好，否则，羊肉没有吃到却惹一身羊骚气。这里的经验就是，蘑菇肉没有吃到却惹了满屋的蘑菇味！

还有，不认识的蘑菇，即使没有毒，你也不要冒然去吃，要小心从事，以免真的中毒。好吃的蘑菇遍地都是，干吗要去为不熟悉的蘑菇折腾或者冒险呢？

如今的社交与网络也是，许多人痴情于网络与一夜情等，殊不知在网络的阴暗面，暗藏着许多坏人坏事，稍微不注意，你就会上当受骗，轻者丢钱，重者丢命，希望大家注意，不要对网络有所企求，否则，最后气得人仰马翻的，还是你自己！

我最后要叮嘱一些人，要学会放弃，有一颗平常心最好，既不害别人，也不影响自己，只求一生平安，那就是所谓的舍得。要学会自重，更要学会保护别人，否则，与毒蘑菇一样，留下的遗憾会越来越大。

我本人也开始改变了上网的态度，第一，不留无聊的悄悄话；第二，不谈情话；第三，评论实事求是，决不用挑斗与调情的语言；第四，写文章不牵涉别人的隐私，不任意攻击网友，不伤害网友，并且决不在网络上谈情说爱。

大蘑菇，你害得我好苦啊！可喜的是，我没有把你吃下，否则，我会心有余悸。

## 打假从染发开始

作者曾经听到过一个笑话。笑话讲的是一个打假的执法人员计划去调查一个生产染发剂的厂商。原因是该厂生产的染发济不但会容易引起脱发，而且不耐用，白发染成黑发后，两三天就褪色了。也就是说经过染发的老头，返老还童后，很快就会现出无奈的原形。

生产厂商明知有问题，还请执法人员去洗桑拿，执法人员当然高兴了，谁知洗完澡，本来染成黑色的头发立即变成了白色，因为在小姐面前老气横秋，似乎丢了脸，受到小姐的鄙视，执法人员生气了。厂商也没有话好说，只能认罚，执法人员为此打假成功，还立功受奖，干脆就假戏真做了！

作者在想，现在什么东西不假呢？假执照、假文凭、假货，连请客吃饭也是假情假意。说假话、做假事，甚至送礼也是送假货或者报出假价钱。

作者听说有一个人，出差买了一口袋"银元"，以为发财了，大家请他打开口袋拿出来看看，他还不愿意。于是，大家东拉西扯，好了，口袋扯破了，银元滚了一地。其中一个"银元"断裂成两半，大家检起来一看，发现是泥土烧成的假"银元"。发现银元是假的，那位朋友一下气昏过去了。

自从有了假发，老年人可以变成年轻人，男人可以变成女人，女人也可以装扮成男人。自从有了染发剂，七八十岁的老头子也把头发染成了各种颜色。有了壮阳药，人们用激素假装精神，有的人还为此拼死在五星级宾馆的大床上，原因却是心肌梗塞。

看来，假可以假，但是，假人千万不要去做真事，否则，真会发生无事生非了。如果去寻最根本的原因，人的生命确实有限，机能更是有限。凡事不但不能假，而且，还必须量力而为，否则，亏的还是自己。

我想，说假话、做假事的日子是到应该结束的时候了。打假从劣质的染发剂开始，从我自己结束。许多人都有个毛病，爱的时候说不爱，不爱的时候谈爱；吃饱的时候说还想吃，饿的时候说吃过了；批评人家的时候在说自己，说自己的时候在批评别人，真是不一而足。

人生真的不容易，一定要打假，让大家都放心过平平安安的日子！

## 高温天气的联想

现在的气候变暖，人们在享受冬天温暖的同时，也在经受着夏天太阳的火热。有一次，在旅行途中，风扇不管用了，几乎想要脱掉身上的一切，把寒冷拥抱。实在不行，买几个西瓜，舔几只冰淇淋，得到避暑降温的目的。人，真的在忍受着某种前所未有的生存极限，尤其是城市化带来生活的方便，同时也带来拥挤、废气与热气排放、蚊蝇泛滥等。

人的一生也面临许多炙手可热的时刻，比如夫妻吵架时的不分则离，公司效益不好时员工被解雇，出游时遇到艰难险阻，天寒地冻时油、盐、柴、米无着落等。当我们遇到上述情形的时候，唯一的办法是要冷静，冷静地思考、冷静地对付、冷静地寻找解决危机的方案。

另外，调节绝对是一个好的办法。按照《易经》的说法，乾坤轮转，极端对极端，就会化险消灾。举个例子，一次，我跑了不少地方，又到一个观音庙抽了一签，再请路边的算命先生算了一命，还请手相师帮我分析了手相。结果是，我的心情全放松了。参考了别人的思想，哪怕是算命先生的话，都会有用。多听多学，人就会轻松地找到人生前进的方向。

当我登上不知生死的飞机，挤上车轮滚滚的高速列车，座在没有空调的小客车上，我仿佛与地球在比赛，看谁转得快。当我提着沉重的包裹排长队等候出租车的时候，我真想大喊两声："谁是知己？是知己的请站出来！"我环顾四周，终于放弃了自己几乎是愚蠢的想法。是啊！这么多忙忙碌碌的劳动人民在忙于生计，自己都顾不过来，有几个人能帮助你对付你的无聊呢？

在理发店里，我同样感受到了炙热的高温，以及年轻理发师的认真与热情。由于他们的认真，我在十分钟内睡着了三次，搓头睡着一次，洗头睡着一次，剪发睡着一次。最后付款时我醒来了，本来想他们肯定要收我一百五十块，结果才收十五元！我在想，这是高温下人情的温暖。

尽管这些是写在夏天的故事，我想，四季都应该有用，因为生活造就了我们，我们自己又成全了生活。对于那些整天哀声叹气，怨天忧人的朋友，我建议你们也冒着夏天的酷署，在外转几圈，回来时不是面目全非，而是改过自新了。

第六章

# 人生技艺篇

## 人生技艺篇说明

"人生如梦，如水月有镜焉！"尽管岁月蹉跎，生死难料，但人毕竟是人，而不是神。既然是人，就要面对生死、生活、生存，就要懂得有关做人做事的技巧，否则，就会糊涂一生、困苦一生。浩子的智慧提倡养心、养身并进，不求虚假，只求真实。要求真实，就要识人间烟火，就得与社会融在一起，掌握人生基本技巧的同时，还要掌握一些高级知识与技能，这样，才能得心应手，才能立于不败之地，成为对社会更有用的人。

为此，作者将一些重要的横贯东西方文化、纵横古今的所谓思想与学说总结并集中发挥于此，目的不是包罗万象，主要是让没有机会见识与领会的读者，能够从中快速学到或者悟出更深的道理来。有的东西暂时不懂，可以慢慢领会；一次看不懂，可以看两次，甚至三次。总之，值得深思。

## 为人处世的艺术

人生在世，生活、工作、学习、社交等，免不了与别人打交道。利益是在社交过程中产生的，问题也同样如此，关键是要平衡。为此，作者从自身经验与体会，结合社会上一些经过考验的为人处世方法，总结出有关调解人际关系的简单道理，并以三字经的形式表示如下，供读者琢磨、参考。仁者见仁、智者见智，就请大家自己好自为之了。

招呼：体态好，眼神巧；微笑多，少啰嗦。

拥抱：手要弯，头要偏；不碰鼻，胸要粘。

谈情：言要少，语为妙；多沉思，不浮燥。

接吻：先轻吻，再动情；间波动，少呻吟。

性爱：水月阁，云中鹤；多接触，勤配合。

出门：肩并肩，手扶仙；多碰面，少窥探。

定婚：送戒子，带项链；不要愁，多检点。

结婚：身体合，心中乐；忌争吵，少投说。

生子：二变三，不一般；多做事，重分担。

探亲：妆要淡，口不谗；多问故，少谈钱。

访友：是朋妻，不要欺；多关照，少嘻戏。

求职：半边天，信心丸；稍打扮，笑为先。

上司：老板笑，不炫耀；求上进，不计较。

同事：同事多，朋友少；不露腰，避蹊跷。

交流：重真诚，讲策略；少言语，摆事实。

养身：没有病，大恭喜；讲循环，通血液。

养心：揽群书，读真经；最忌讳，歌舞厅。

养智：勤思考，敏于行；眼无神，是下人。

才华：半生苦，一生梦；求表现，无底洞。

自然：顺山风，漂流水；与人和，不气馁。

防身：大自然，不手软；人财物，魔鬼夺。

耐心：人太急，则无智；水太清，则无鱼。

信心：活到老，学到老；小失败，不可少。

诚心：人太多，鬼不少；诚待人，好预兆。

关系：勤奋斗，关系好；聪明人，少取巧。

谋生：多行动，不要吵；讲和气，财不少。

享受：一杯水，一身宝；新鲜货，自由操。

劳动：快要好，不损脑；讲认真，从细小。

娱乐：是超脱，不可说；常求进，偶求乐。

成就：成就高，不要骄；防陷阱，挡枪刀。

挫折：失败者，知好歹；爬起来，中头彩。

官司：常谋划，有惊讶；谦虚人，都不怕。

天才：真君子，大圣人；步步高，才是神。

完美：只有草，不成沼；阴与阳，世无常。

父母：生育恩，难断情；多看养，问不停。

子女：小儿闹，怕烦扰；人长大，找不到。

亲朋：拉帮派，搞群带；别忘了，家常菜。

升官：心情好，前程妙；身不正，趁早逃。

发财：发了财，不要跑；做好事，善四方。

致富：不要贪，求心安；德智体，财不断。

行善：天下人，一家亲；互相爱，神放心。

# 思考与行为的艺术

古书上，称"3"是一个吉利数字。其实，三的学问在于举一反三。作者偶然想到"三"的妙用，并推而广之，让读者三思，目的是想帮助读者养成认真思考与行事严谨的习惯。现录于此，仅供参考。

凡事不过三：三思而一行，三听而一声，三口而一言，三含而一词，三问而一答，三呼而一唤，三观而一色，三藏而一现，三退而一进，三学而一术，三动而一静，三练而一招，三种而一收，三难而一安，三不而一是，三小而一大，三规而一矩，三心而一意，三言而一语，三足而一立，三献而一得，三劳而一获，三补而一失，三收而一蓄，三求而一得，三短而一长，三爻而一卦，三人而一师，三民而一国，三官而一府，三府而一朝，三缺而一园，三粗而一精，三方而一见，三生而一身，三子而一代，三身而一幸。。。。。。

三水而一江，三土而一地，三地而一天，三天而一主，三主而一神，三神而一易，三易而一无，此乃道也。道者福也，福者乐也，乐者健也，健者圆也，圆者寂也！

## 《易经》的艺术

三千多年前周文王著的《易经》以天地为模本，将万物以阴阳划分，揭示纯阳不生，纯阴不长，阴阳合而万物生的大道理。以阴阳两极互动，天、地、人相交的数理哲学原理，以简明扼要的"天、地、人"三极之道，举世无双的的六十四卦形式，深莫可测的万变内涵将万事万物之变化规律尽收其中。

　　《易经》有六十四卦（其卦名与卦象见下图），很多人以为六十四卦只是用来占卜的，孰不知除了占卜的功用之外，这六十四卦的排列顺序就蕴含着宇宙运动的规律与奥秘，而六十四卦的每一卦揭示的都是一个或多个客观自然现象及复杂的人生哲理。当然，由于当时科学技术的限制，我们承认《易经》有许多依靠直觉推断的结论，可是，直觉本身也是科学与经验的总结。

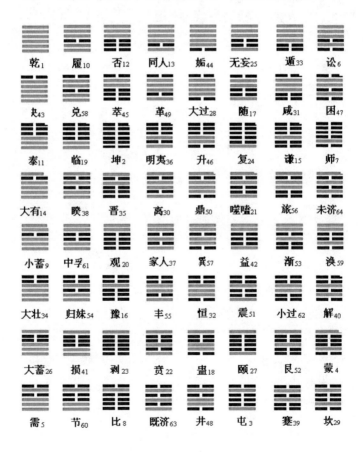

《周易》以卦、爻来占卜及象征自然和社会变化之吉凶来帮助人们敞开胸怀、陶冶心灵、拓宽视野、强身健体、启发思维、增长智慧、澄清事实、探求本质等。这种在变化中求和谐，在天地中求人道，在自然中求生存，在生存中求永恒，在永恒中求变化的哲学思想，几千年来一直是许多圣人思想的基础与智慧的来源，远远超出所谓其预测吉凶之目的。尤其是《易经》作者对六十四卦顺序的按排，对每一卦象别具匠心的解释，体现作者经验之丰富，学识之渊博，语言之幽默，思维之严密，洞察之深远。

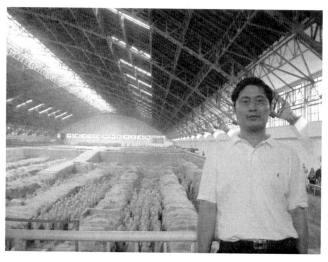

2008 年作者到陕西考察秦始皇兵马俑

众所周知，《易经》相当易读，但艰涩难懂、难记、难应用。难记是因为叙述直接，但逻辑关系不是很清楚；难懂，是因为用词简要，但比喻深刻，道理复杂；难应用，是由于其覆盖面广，读者往往不能与社会生活与自然中的各种现象对号入座，尤其是不能简单地与生活中的事情拉上关系。再由于以上综合因素的影响，乃至民间对《易经》存在各种各样的误解与误读，其结果是好的内容没有达到发扬，差的东西反而成为迷信与传说，实在需要各界人士不断讨论与澄清事实。

首先，学者已经证明，《易经》是由《连山》演变成《归藏》，再由《归藏》改编成《周易》，《周易》就是我们现在通常称呼的《易经》。既然现代版的《易经》作者公认为是周文王（亦称周公），那么周公的贡献并不是发明了《易经》，而是演绎出了比较合乎数理逻辑的 64 卦，并且成为后人使用与参考的标准，特别是经过儒家《系辞传》的强烈推崇，尤其是孔夫子的强烈推崇，几乎成为江湖怪杰与政坛高手的必备读物。

估计周文王（姬昌）在商朝监狱中演绎易卦的时候，主要的贡献是把"阴爻"与"阳爻"通过数学与象数的形式结合起来，再将自己本身的经历与学识进行归纳整理，从而成为今日的《易经》。由于在竹简上记载，只能用最简略的文字，更不会记载其来龙去脉，记忆起来就形成一定困难。当然，简单的结果也给后人留下机会发挥，比如说《系辞传》就是孔子及其学生闭门读易的杰作。

《易经》难懂，是因为文字简单，但其作者的经验丰富，加上一些由直觉得出的内容，难免让读者感觉到易经作者有跳跃式思维之嫌。再说，对于先前的八卦基础没有加以说明，增加了不少神秘感，许多读者也很难单刀直入去消化与理解。如果读者没有丰富的生活经验，读懂了字也想不明白有些意思，这就是《易经》的深奥之处。另外，对每一卦的命名采用了不同的系统，有的是来字于先天八卦（如乾、坤、兑、震、离、坎、巽、艮等卦）；有的卦采用了比喻，比如姤卦、归妹卦、大壮卦以及遁卦等；其它大多的卦的命名是结合上八卦与下八卦意思而引伸出来的，如"家人卦"的上卦是风，下卦是火，意思是被风一吹，火会越烧越旺，越来越大，越来越乱，大家想一想《红楼梦》里的贾府就可以理解"家人卦"的含意了。

《易经》难应用，表现在仁者见仁，智者见智。可是，一旦内行相遇，对易学的理解程度，深浅自然就表现出来，相形见绌。由于复杂的社会关系与风俗习惯，人们又不能等闲视之，人算天算，什么都在算，就促使人们努力钻研《易经》，直至成为有利于自己生活与工作的高手。比如，浩子遇到的许多富人，贵人或者是高官，几乎没有一个不算一算的，算什么呢？看风水、算日期、测运气、求搭配、盼长寿等，殊不知都

127

会或多或少装在《易经》的框架之类，久而久之，一个人就会逐渐形成一个良好的知识与生命体系，从而得心应手地驰骋于商场、官场与科场等社会生活的方方面面。

之所以说学《易经》重要，简单地说，是因为其中归纳与演绎的方法论，哲学思想，以及许多道理对做人办事的一些行为规则有好处。至于对于股票市场的预测、社会关系与形态的预测、人生命运的预测等，都或多或少的进一步利用了数学工具、心理学方法、地理与地质学、环境卫生学、兵法等知识综合而成。最后强调，一定要去粗取精，去伪存真，才能找到《易经》的入口处与应用的真道。

在《易经》64 卦的描述中，"1 乾卦"与"2 坤卦"揭示了万物阴阳生灭的大道理，比如乾卦所揭示的事物发展从潜伏不动的"困龙"到初露头角的"现龙"，从现龙到展露才华的"显龙"，从显龙到飞黄腾达得"飞龙"，从飞龙到至尊地位的"尊龙"，最后，从尊龙到面临灭顶之灾的"冤龙"的深刻道理；"3 屯卦"提倡慢慢积累；"4 蒙卦"要求虚心好学；"5 需卦"暗示要耐心等待时机；"6 讼卦"鼓励有理必争，不进则退，适可而止；"7 师卦"不求鲁莽用兵，只求军道、贤明与稳妥；"8 比卦"强调知己知彼；"9 小蓄卦"提醒生活资料的积累，以防不测；"10 履卦"提醒出门有艰难与不测，要灵机应变；"11 泰卦"提出小往大来、吃小亏沾大便宜、国泰民安的道理；"12 否卦"则说明大往小来、贪小便宜吃大亏的祸害；"13 同人卦"阐述了与人为伴、团体合作的重要性；"14 大有卦"指出奉献与天下各得其所的意义；"15 谦卦"提倡贫穷不能移，富贵不能淫；"16 豫卦"警告不要乐不思蜀、不要纵欲；"17 随卦"要随意、顺从，但要合乎人之常情与自然规律；"18 蛊卦"是不要被蛊惑，也不要蛊惑别人，要诚恳待人；"19 临卦"强调处理好上下级之间的微妙关系；"20 观卦"实属大智若愚、观人待人之术；"21 噬嗑卦"阐述用刑之术；"22 贲卦"则是打扮、粉饰之术；"23 剥卦"是一种剥夺与戒欲的方法；"24 复卦"谈到行为的反复及注意事项；"25 无妄卦"提出不要有所妄为，明哲保身，一世平安；"26 大蓄卦"表明物质积累丰富，生活欣欣向荣；"27 颐卦"指出颐然自得，无所事事，居安思危而好自为之；"28 大过卦"指出山穷水尽之时，柳暗花明又一村的情景；"29 坎卦"表明艰辛坷坎之事古今有之，但时事造英雄，识时务者为俊杰；"30 离卦"有野火烧不尽，春风吹又生之意；"31 咸卦"暗喻爱情、房事与健身秘诀；"32 恒卦"要求君子与妇人的一种操守品德，尤其不能水性杨花、反复无常；"33 遁卦"用养猪之法说明夫妻关系与持家之道；"34 大壮卦"提出凡事要知好、知歹、知趣，不要鲁莽；"35 晋卦"说明赴汤蹈火也要往前进，犹豫不足会毁掉大好前程与机会；"36 明夷卦"是"晋卦"的结果，一遍黑暗即将到来，但面临春风吹又生的机会；"37 家人卦"指明了闲家不旺、父严子孝、男耕女炊、好言互勉、殷勤好客的持家之道；"38 睽卦"有如遇鬼怪，诸事不顺，但身正不怕鬼邪，自有好结果；"39 蹇卦"说明在艰难中奋斗，方显英雄本色；"40 解卦"是一种解脱，解脱得越早越好，千万别被情绪、金钱、名利等拖累；"41 损卦"也指出不要为日常事务搞得头晕脑胀与心力憔悴，要逐渐减少压力；"42 益卦"提出才子利用得心应手的中庸之道去完成大业；"43 诀卦"表明大丈夫一人做事一人当，志在必得；"44 姤卦"是讲男女交欢的行为规则；"45 萃卦"则讲男女交欢、朋友相聚的好景是不长的，怎样踏实、慷慨、大方地做人才更重要；"46 升卦"说明要识相，要抓住机会创业，要顺其有利形势不断进取；"47 困卦"指明在创业与升迁的途中时常有艰难险阻，但分明得意事，勿听外人言，克服困难，持之以恒，定能成大业；"48 井卦"讲述了挖井与保持井水清洁的重要性，指出饮水思源，与人分享，与人为善，暗示凡事要感恩；"49 革卦"指明穷则思变的变革方向，改变命运不能犹豫不决；"50 鼎卦"提出在安稳的鼎盛日子里，寻找一些变化，有利于更美好的日子；"51 震卦"表现一种大人君子的风度与豁达；"52 艮卦"表现一种正气凛然的骨气，自我约束的一种能力；"53渐卦"显示事物的逐渐改变，犹如女子长大、出嫁、生子而吉利；"54 归妹卦"提出一种甘愿受委屈的牺牲精神；"55 丰卦"是丰盛与丰满，但要注意好景不长，提倡丰其屋而立其家的重要性；"56 旅卦" 提出外出旅行要小心翼翼，不要轻易显能、露财；"57 巽卦"揭示随风飘逸、见风使舵的迹象；"58 兑卦"强调乐观的重要性；"59 涣卦"提出凡事不要太紧张，遇事、遇人要心胸开阔；"60 节卦"提倡节约、洁身，但不要苦心节俭；"61 中孚卦"提出因势利导、逐渐增强实力、向周围扩展的道理；"62 小过卦"要求提高警惕，小心待人，不要小题大作；"63 既济卦"指出先甜后苦、先有后无、先治后乱的不利结局；"64 未济卦"则指出先苦后甜、先无后有、先乱后治的道理。

研读易经，既要破除迷信、深入寻根，又要避免舍近求远之嫌。探索《易经》者，须从自我之人生需要与人类历史之时代需求相结合，而努力从事于易道哲学，自可因地制宜、旁敲侧击、应运而兴、适时而动、左缝右合、心至功成。学习《易经》的目的还在于应用。

熟悉《易经》三极之道者，趋吉避凶，仁者更仁，义者更义，智者更智，礼上加礼。自古先贤如老子、孔子、孟子、管子、墨子、荀子及庄子等无一不熟读《易经》。

　　老子讲："道可道，非恒道；名可名，非恒名。"孔子说："知变化之道者，其知神之所为乎！"熟悉《易经》者会发现，为国之道、为君之道、为臣之道、为民之道、为夫之道、为父之道、为妻之道、为子之道、为邻之道、为农之道、为学之道、为商之道、为善之道、为美之道以及为寿之道等各道尽收眼底。

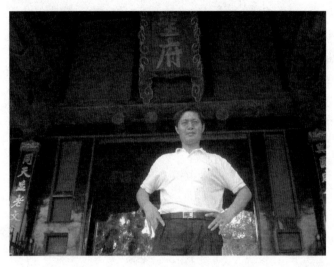

2008 年作者朝拜孔庙

　　《易经》还给当今的许多考古学发现带来不少提示与启发。但是，一旦坏人掌握《易经》，后果也是不堪设想。真可谓一经传世，万事皆空；一溪入海，万法归宗；一爻之动，万物皆移；一人得道，万犬升天。

# 风水的艺术

有一次，作者在一篇文章中读到一则消息，说是上海生活美学学会倡导将风水申请联合国文化遗产的举动，引发了各方的激烈争议。对此，有关专家坚决反对，认为诸如风水先生等纯属迷信糟粕，申遗影响恶劣。文章还说，当然，在多元的中国社会，公众基于传统习俗的影响，为讨吉利或口彩，用所谓风水的视角作为购房参考无可厚非。

看了这些自相矛盾的评论，作者想，有必要澄清一些事实。即使是迷信，风水也是属于一种文化，而这个文化已经超出一般学科的范畴，是一种特定文化。如果把迷信与风水混为一谈，就会犯错误，也证明大家没有系统地研究过风水。中国人将风水与传统的阴阳先生等同起来，绝对不会认识到风水的重要性。说穿了，不管你承认不承认，风水就是一种文化，而且是一种复杂的文化科学体系，即使申请联合国文化遗产也是绝对应该的。

以前广大易学研究者认为，风水学是易学演生的中介理论，其实不准确。严格说来，风水学是阴阳学说与易学等学科综合而演生出来的中介理论。按照易学的"天、地、人"合一的三极之道：人是自然的一部分，人和自然是有机统一的整体，人应当效法自然，以自然为本。风水所追求的最高境界就是"天、地、人"的和谐统一。

古代的风水理论主要应用于开土、建屋、安营扎寨等。近年来，即使一般民众也越来越重视风水。我的一位朋友的妹妹，曾经抱怨自己的风水受到影响，因为心情明显不好，睡眠减少，健康状况愈来愈差。原因是她的单位招来一位新员工，干的事情与她一样，嫉妒与忧虑之心开始作怪。好在有高人指点，经过风水调节，她的心情终于平静下来。这个例子明显说明风水的调节在心理层次上的作用。尽管说害人之心不可有，防人之心不可无。但在实践中，你不算计别人，但别人要算计你，你就易受伤，这就说明多知道一些人生招数比较好，容易符合适者生存的道理。

根据生死的不同，人们通常将风水的应用区分为阳宅风水与阴宅风水。顾名思意，阳宅风水适合于活人，阴宅风水仅适合于死人。当然，阳宅风水已经扩展到室内装修装璜等方面。就象针灸与气功被西方人视为迷信几百年，现在却被许多医疗保险公司承认为有效的疗法一样，风水已被许多商人、银行家、律师、及许多名人亲睐，不仅有利于发财、致富，并有利于身心健康，因此被称为富人的养身、办公与宅院秘诀。

顺便说说，从事阳宅风水比从事阴宅风水的难度大，因为除了自然环境外，实践阳宅风水还得考虑更多的社会环境与文化心理环境。对风水师的要求都比较高，除了丰富的经验，渊博的知识，还要求严谨的科学态度。至于社会上的赵神仙、杨神仙等一知半解，把风水当成迷信到处行骗，仅仅停留在某些片面的心里层次上装神弄鬼，那就要另当别论了。再次强调，丰富的经验、渊博的知识、严谨的科学态度是对易学与风水爱好者的基本要求。

前面已经提到，风水理论的背后有着深刻的科学道理。就其主流而言，"风水"学说的内容大体上分为三个层次：在实用的层次上，蕴含着前人对建筑领域诸多实践经验的概括和总结；在自然科学的层次上，包含了各学科的基本知识；在哲学的层次上，大量吸取了易学哲学的理论和观念，三者紧密联系。由于关系如此复杂，有人将这些通归为"玄学"。有人将风水学说称之为建筑易学，其实这种称呼既不适当也没有必要。尽管两者有交叉，风水在建筑上的应用其实不等于易学在建筑上的应用。

现在将人居住的地方与环境统称为"屋宇"。按照风水理论，住宅建筑从选址、规划、设计、营造到室内装饰，都要周密地考虑到与人的需求相关的自然因素、社会因素和心理文化因素，从而创造出有利于人养身、养心与开发智慧的居住环境。

古代中国，人们崇尚四季、四德与五常方位。比如春分祭日坛、秋分祭月坛、阳年祭天坛与阴年祭地坛等。古代中国的伦理是尊天祭地，中国文化可以说就是天地文化与方位文化，又以天为圆地为方，圆者变化无穷，方者各方有求。仁、义、理、智的品德构成诚信的基础。不仁、不义、不理、不智的行为就会对人对己构成极大危害，从而成为不信的根源。尽管今天东西方文化发生了强有力的撞击与融合，东方文化与东方人的性格形成了一道永不磨灭的风景线，如果人们在这道风景线面前迷失，那将是可怕的损失。

狭义的阴阳本来是指自然方位，太阳能够照到的一面称为阳面，照不到的称为阴面。在古代及现代中国，传统的风水格局最好是背山面水、背阴向阳，通常将向着太阳的方位称为向阳的方位。在北半球，如果是正阳，就是南面为阳、北面为阴；河的北边为阳，南岸则为阴。现在大家将许多事情提高到文化与哲学高度，方位的内涵也就丰富多彩了。特别注意的是，以赤道线为基准，在南半球的方位则刚好相反，在应用风水理论时要当心。

作为屋主或者房地产投资人，自然很关心房产的经济价值。目前建筑材料有向高端发展的趋势，大家也逐渐关心房地产的居住价值及其与人体健康的关系等。现在，古代中国人的发明，现代东方人的绝学也正在北美，欧洲等地悄悄兴起。很多的建筑设计师，室内装修人员以及房地产经纪人，十有七八均开始或者已经对中国的风水感兴趣，在卖房之前都要根据风水作一些相应的调整，在买房之前也要以风水标准帮助客人进行挑剔，不然就会影响到价格。

说穿了，风水就是人的环境，在家是家居环境，在办公室就是办公环境，表现在心里是心态环境，在社会中是社会环境。环境好，就是风水好。您想想，在一个乱七八糟的环境里，怎么会有好的心情？怎么会有高的效率？怎么会有好的创造性？怎么能延年益寿？因此，大家都想了解风水的概念与应用。如前面所述，风水与易学有关，风水是易学在生活中的实际应用。有些古代建筑设计从现代的各种数据中找不到，也弄不明白，从风水与易学角度去分析就立即可以看得很清楚。另外有许多东西说不出道理，仔细研究后发现它的核心、灵魂就是阴阳理论、易学与风水学的结合。再次强调一下，装神弄鬼不是风水，而是欺人之术。

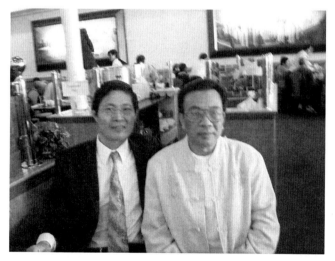

作者（左）与余光大师（右）在一起探讨风水理论

前面简单讲到风水与环境等因素有关。对一般人来讲，"环境"两个字念起来简单，说起来可不是一般人能办到的，尤其房前屋后环境比较复杂，前后左右、远远近近都各有不同。由于有关环境的法规、条例多种多样，稍不注意就落入各种陷阱，从而影响房屋的经济及使用价值。各位千万不能忽略环境这一项指标。另外，家具的布置对室内环境影响很大，对光线等的协调要搭配好。

在地理上，风水使用相形取胜的办法进行建筑选址，即通过对山川地貌、地理位置、气流水质、环境格局等自然环境方面的勘察分析比较，而选用其优胜之地。这方面各家都在发挥所长，问题是要与个人的心理作用结合起来，不能千篇一律。

信也好，不信也好，风水学就是一门高深的综合学问，这不是三言两语能说清楚的。以上只是列举很少一部分例子，这里还没有提到更高学问的东西。有时似乎是简单的东西，比如人的取名，都会影响到风水。不信者请试试看，请一个叫王大炮的男子与一个叫李国军的伉丽结缘，再看看结果，不打架闹事才怪来，原因就是冲突。

中国发展几千年了，有许许多多的文化瑰宝还有待于挖掘，相信神秘、文明、古老的中国有许许多多东西是很有价值的，只是人们还不知道而已。我还在揣测秦始皇焚书坑儒肯定有他的道理，因为烧掉的都是好东西，他肯定不希望让更多的人学了去，与他的君主专制背道而驰，所以才想到要毁掉那些所谓的歪门邪道的书籍。

话说回来，信不信风水也是个人的事。有人提出对那些完全不信神、不信邪的人，最好去买一套"对冲"的房子试试看，要是日后卖不出，不要怪别人没有告诉你。这种房子，现在即使印度、越南、日本及其他国家的人都在摇头。

人类的生活离不开居家住宅，因为住宅是家人团聚的地方，是休息的场所，也是传宗接代、生儿育女、共享天仑的居所，大家都图个舒服，美国人说是 COZY。

住宅的方位、形貌、布置、色彩乃至周围环境都会对居住者的身体状况、精神状态、性格以及心理等多方面产生影响。所以选择安排布置居家住宅时，必须遵循现代风水学的科学知识方法，减少直觉与迷信活动的因素，是很有普遍而切实意义的。房地产的投资更要讲究这方面的知识，由于内容众多，读者可以参考作者在房地产投资方面的专门论述。

如果我们改变对易经的误解，改变对风水的偏见，改变对环境的忽视，改变对文化的遗漏，改变心理上的缺陷，去粗取精、去伪存真、学有所用，那么我就得说：恭喜你了。

# 交友的艺术

　　人是社会动物，交友也交恶是人之常情。可是，许多人很困惑，也莫名其妙，为什么交的朋友都是损己的人，为什么拒绝的人其实是很好的朋友？我认为，交友的关键是要认真掌握一种度。

　　度是什么呢？简单说是分寸，准确一点说是距离，距离决定摩擦的大小。不管是亲友之间、夫妻之间、同事之间，还是上下级之间都需要一种距离美，让互相之间有一个喘息的空间，不会在其复杂的关系中窒息而亡。原因很简单，人的社会性注定会互相纠缠、互相思念与互相依靠。由于每个人所处的地理位置不同、文化不同、习惯不同、心态不同、水平不同等，交友还需要学问，更需要慎重。

　　孔子说："益者三友，损者三友。友直，友谅，友多闻，益矣。友便辟，友善柔，友便佞，损矣。"孔子的意思是有益的朋友有三种，有害的朋友也有三种。结交正直的朋友，宽宏大量的朋友，知识广博的朋友，是有益的。结交两面三刀的人，结交优柔寡断的人，结交善于花言巧语的人，是有害的。其实，生活中，益友与损友很难分辨，通常会发生在不同的人身上。但是，在一个人身上，有时也会发现其所有特征。

　　浩子交友的办法很简单，先给人以帮助，不求朋友回报，只求朋友快乐。在这种基础上的交友，基本上难得糊涂。另外，以宽胸对窄心眼，以大方对吝啬，以真知对愚昧，以事实对偏见，以大度对无奈。实在不行的话，惹不起，躲得起，就是说采用三十六计的最后一计--走为上策。交友的基本策略还是：害人之心不可有，但防人之心不可无！自强不息很关键，遇到有人落井下石，恩将仇报，过河撤桥的时候，最多摇摇头，但不要无尽叹息，或者怅然若失！

交友若遇到困难，要先反思。俗话说得好：会怪怪自己，不会怪怪别人。孔子还说："君子有九思：视思明，所思聪，色思温，貌思恭，言思忠，事思敬，疑思问，忿思难，见得思义。"孔子认为做君子有九点要考虑："看的要考虑是否看明白了，听的要考虑是否听清楚，脸上的颜色要考虑是否温和，面部表情要考虑是否真诚与谦恭，语言要考虑是否忠诚，做事要考虑是否谨慎与仔细，有疑问要及时向别人请教，做错事情或者出了差错要勇于自己面对，得到利益时不要忘恩负义。"

交友之道，距离决定独立性。朋友之间是一种支持，而不是依靠与附体，更不能斤斤计较。如果大家都学会了，就不会花很大精力去辨别谁是益友，谁是损友了！身正不怕鬼邪，浩子一生很少竖敌，交友无数，乐在其中也。

# 舍弃的艺术

世界上最美的景象不只是春光、理想、爱情、财富，而且还有舍弃。舍弃的东西有金钱、财产、名誉、地位，乃至生命。有的人也许暂时不能放弃一些东西，最终还得放弃一切。

据说，伟大的罗马帝王凯撒皇帝在生命的最后关头，要求手下将他的棺材左右各挖一个洞，将他的两手伸出棺材，向全世界宣告，即使像他这样拥有一切的伟大帝王，离开世界时也是两手空空，什么都没有带走。佛主释迦牟尼顿悟后，放弃本是王子的地位，放弃满堂金玉，放弃妻儿，毅然离家出走，最后成佛。电视连续剧《红楼梦》林黛玉的扮演者陈晓旭毅然放弃亿万家产，削发为尼，也是一个放弃的感人例子。

世界上糟糕的事情是，求人！更糟糕的是跪下求人！如果跪下求人，宁愿选择放弃，那才是真正的汉子！心一横，万事皆空！谁还去看别人的脸色，谁还去接受别人的侮辱，谁还去留恋虚无缥缈呢？

人，都是通过自我奋斗而达到自我实现的，那种吃软饭的观点，那种卑躬屈膝的观点，那种受尽屈辱去忍的观点，都是错误的。历史是很公平的，将给舍弃一个美好的说法。

当然，每个人应该学会明辨是非，不该舍弃的东西千万别去放弃，如果那是上帝的恩赐与朋友的关怀，一定要珍惜。

# 吃、喝、抽的艺术

民以食为天，可是，吃得不当，也会以此为患，给身体带来不适与疾病。为了一个健康的身体，每个人都要争取吃健康食品，喝健康饮料，吸新鲜空气。

记得在二十世纪八十年代以前，由于技术落后，粮食产量不高，饥荒联绵不断，人们处于饥饿或者半饥饿状态。根本不要谈吃好，能够吃饱已经是万幸了。当时，国家还对粗粮、杂粮与细粮的分配进行了严格的定量。什么级别的人吃什么饭，什么工种吃多少斤粮都有严格的规定；城市居民与农村居民也有很大区别。要是听说谁"农转非"了，比如当了工人、考上学校、当了兵之类的好事，那简直就象中彩一样，因为认为吃基本有保障了。

到了城市，每天一下公共汽车，每个人的眼睛都睁得很大，要是谁在地上捡到几两粮票、几斤棉花票、几尺布票之类的东西，那高兴的劲头就别提了，说有多高兴就有多高兴，回家肯定受到家人表扬与奖励。相反，那些丢失票证的人，或是洗衣服不注意，把各种票证洗坏了，回家不吵架才是怪事呢。

记得有一次，卖小猪从街上回来，作者父亲丢失五元钱，来回到路上寻找三次都没有找到，最后几乎到了发疯的地步，那失望与悔恨的模样，用无奈来形容一点不过分。要知道，那时一学期的学费才三元五角钱，可想而知了。

八十年代后期，由我的大学母校校友袁隆平教授研究成功的水稻三系不育技术成功推广，并且应用于小麦、玉米等农作物的大田育种与大面积推广，粮食产量奇迹般地翻一番，而且种地的工序也简单多了。中国人真幸运，在人口增长面临危机与面临大规模改革开放的时刻，吃反而不成问题。在此，我要代表大家感谢袁隆平对中国乃至世界的发展所作的特殊贡献。

由于粮食不缺了，接下来，饲料工业蓬勃发展，不但造就了许多饲养大户，比如刘永好的希望集团，也成全了与中国传统文化不可分割的分支--吃文化。另外，国家的建设，需要占用与开发大量的土地，正因为粮食产量提高了，才有可能从良田里要地、要房，从而解决了人们安居乐业的基本条件。

吃的问题解决了，自然也解决了大家喝的问题。大规模的果园开发与建设给果汁的制造带来了充足的原料，大量粮食的供应给酒业的发展带来商机，奶牛的饲养给千家万户提供牛奶及奶制品。

以前是担心营养不足，现在许多人是担心营养过剩引起的肥胖症、冠心病以及糖尿病等富贵病。鱼类食品及其它激素类催熟的植物与肉类食品除了影响健康外，还给人体内分泌系统带来紊乱，从而引发精神病、狂妄症、性欲亢奋等疾病。因此，食品卫生已经被提到人们美食的议事日程上来。

　　至于品尝各种美味佳肴，大家都无可厚非。不管是哪一个菜系都各有其特点，比如川菜的麻辣味、广东菜的原生味、潮州菜的酸甜味、上海菜系的清蒸味、山东与河南菜系的大蒜辣味，还有北方菜系粗盐味等等。如果把各方烹调综合一下来评判，真是各有千秋，都会让人唾涎欲滴。

　　吃，是一门艺术；喝，也是一门艺术；抽烟嘛，随便，不过，最好不要让尼古丁积累在你的肺里，更不要在公共场所抽烟，影响大众健康。孔子说："民以食为天。"吃喝成风并不要紧，要紧的是崇尚节约原则、美食原则与不贪原则。

第七章

# 人生的方向

## 人生的方向要点说明

许多人，包括浩子自己，在人生的过程中会出现多次反复与矛盾。说得简单一点，是墙内与墙外的关系；说得雅气一点，是围城的现象。可是，人生的反复有时是良性循环，还有许多时候是恶性循环。那么，人生的方向究竟是什么呢？

接下来，作者将从各个侧面来论述有关人生的方向性问题。其中，许多观点作者已经在实践中运用，感觉效果还可以，比如，亦仙亦俗的生活态度、弹性思维与弹性化活动范围的指导思想、系统性的生活与思维方式等，用起来特别顺利，就想到与读者分享的必要。

## 中庸之道有什么陷阱

中庸之道是孔孟之道，两千多年来一直是中国文化的焦点，是广大文人墨客与官僚推崇至上的文化精髓，是中国国学的重要组成部分。中庸之道提倡"仁"、"义"、"礼"、"智"、"信"，其实归纳为一个字，"忍"！"忍"的结果是"和"，"和"的结果是"发达"，"发达"的结果为广大有识之士带来无穷的物质与精神财富，以及社会的稳定与发展。可以说，中庸之道是中华民族的灵魂！在四方八隅的世界文化格局上，它也占有其"五黄位"的地位。

作者曾经认识两个农民，一个勤勤业业，日出而作，日落而息，几十年如一日，去年回家乡时，听说由于积劳成疾，经过当地土郎中医治无效，死去了；另一位农民刚好相反，整天都游手好闲，自从我认识他那天起，就没有好好干过什么正事，显得很神秘，一辈子东游西荡，去年回乡时，听说染上一种疾病，没有钱医治，也死去了。

我在想，这两位外人看起来都是很朴实的农民，在农业世界的两端挣扎的农民，一生当中可能不知道什么是真正的中庸之道，即使知道，大概也没有在中庸之道上行走过。事实是，他们真真实实地生活在这个世界上，却不知道世界究竟有多少极端，也不知道哪一端真正美丽，说不定根本就没有任何机会去了解！生活中还有许多这样的事，许多知其然不知其所以然的人，许多不应该发生的不幸，或者由于思想教育水平的限制，构成了世界无休止的堕落与悲哀。

中庸之道也不是完美无缺的，也有其误区。其误区足够成为若干陷阱，让许多文化与官僚高手都可以身陷其中，不能自拨！其误区表现为"仁"、"义"、"礼"、"智"、"信"的相互作用方面。作用得好，我们称之为顺，否则，就会面临其反作用。为什么这样说呢？"仁"、"义"、"礼"、"智"、"信"在相互作用的时候，由于必须有一个施与者，也必须有一个受体。问题是，有人得到你的"仁"、"义"、

"礼"、"智"、"信"的行为后，就会有人同时在失去你的奉献，而可能加害于你，从而成为前进路上的障碍。这种障碍，在社会上就会形成斗争。这就是许多人不理解，为什么中国人有这么好的中庸之道，还存在严重的"窝里斗"！

窝里斗并不可怕，可怕是缺乏约束窝里斗的机制。五四时期的新文化运动触及到了一些东西，比如说提倡引进德先生（民主 DEMOCRACY）与赛先生（科学 SCIENCE），一个可以提高精神文明，另一个可以增强物质文明。中庸之道要想获得成功，必须是在科学与民主高度发达的基础上，否则，再反复几千年，人们未必能真正享受中庸之道带来的快乐。

思想简单或者僵化的人，只能任人摆布，毫无机动性可言。水平高一点的人，要么自负，要么懒惰，要么偏激，也经常落入中庸之道的陷阱。剩下的就是那些真正的高手，那些懂得天下大道的人，八面玲珑，对生活与事业驾驭自如，对社会也作出巨大贡献。

中庸之道有用，但也不是万能之道。没有中庸之道不行，只有它也可能走不通人生之路。说穿了，一个人要选择好的人生道路，需要丰富的知识、实用的技巧以及对世界万事万物的高度悟性，与自然及社会的高度吻合。尤其大家在渴望建立和谐社会的今天，深知其道与静观其变的态度将有助于个人的完善与社会的发展！避其陷阱，择其正道，人生就坦然了。

# 爱的生命线

凡事有先后，万物有源头，男女叹春秋。任何看似微不足道、支离破碎的事情，与千古风云巨类一样，都会在时间与空间的长河里留下生命的痕迹，尤其是周而复始的轨迹与周期性。好的轨迹与周期，会带来无中生有；差的呢，则造成灰飞烟灭。做人如此，做生意如此，爱情婚姻更是如此。

就拿爱来说吧，上帝很大方，给每个人留下三棵爱的种子，他的本意是让大家拿着这三颗种子去认真播种，在他的眼里，收获是注定的。问题是，在各种爱的季节，他把这些爱的种子播种在什么地方，施上什么样的肥料，然后什么时候去收割。有的人看见爱的春天到来了，什么都没有准备好就急匆匆去播种，谁知不识天时地利，遇到"反春季节"，爱的种子刚萌芽就被风霜冻死了，在婚姻上的表现就是初次离婚，第一粒爱情的种子就这样可怜地消失了；如果同样的事情发生在第二粒，第三粒爱情种子身上，那么，你在上帝面前，就欠帐了，就会沦为爱情的乞丐，到处去乞讨爱情。

前面是说有的人太浪费，后来成为爱情的乞丐。相反，有的人一生都很保守，把三颗爱的种子都还给了上帝，似乎很节俭。不过，上帝并不感谢你，更不为你高兴，因为你不愿意专设"爱情仓库"来保存你的"爱情种子"，因为上帝喜

王天齐 《浩子的智慧》THE WISDOM OF HAOTZE ® 2010©

欢看见你爱情的种子在宇宙的某个位置播种，在某段时间开出美丽的爱情花朵，示人，也娱己。

爱情种子是那样珍贵，它的一个重要功能是传宗接代，如果你不小心传错了，就会产生孽种，因此，得特别小心，除了五官外，别的还得挑选。挑选爱情还得有技巧，挑得好，爱情周期可以延长到几万年，对于活到百岁的人来说，已经够用上百辈子；反之，如果拣选不好，不说一千年，一万年，就是一天都不行，就象抽烟一样，点燃又熄灭，如此短暂循环，失去爱情的味道。当然，香烟毕竟不等于爱情。

说千说万，怎样延长爱情的生命线是一个关键，许多人失败就失败在对怎样播种爱情的种子、培养爱情的禾苗、收获爱情的果实、传播爱情的知识方面毫无经验，不是在群魔乱舞的地方生出"狗崽"，就是在爱情的深渊里养出"鳄鱼"或者"蛤蟆"，自是后悔莫及。

谁说有美貌就有爱情？谁说有才就有爱情？谁说有钱就有爱情？谁说有事业就有爱情？我的观点是，美貌、才能、金钱与事业是爱情的试金石，真正获取爱情的是你在这些试金石上擦出火花，让爱的烈火燃起来，让爱的果实散发出迷人的芬芳，让爱与永恒并存。

今天，所有失败的爱情与婚姻都是有原因的，因为遇到水火不相容了，只有傻瓜才想去火上加油。聪明人应该找到适合播种你自己爱情种子的土壤，而不是去别人爱情的庄园里撒毒药，

151

或者在别人爱情的嫩苗上划上一道伤口，倒上一坛酸醋，然后再在伤口上面去抹一把盐。这样，糟蹋别人庄稼的人自然与魔鬼为舞，受害者一告状，上帝知道后自然要灭之。

朋友，请自问：你愿意要多长的爱情生命线？你有能力去辛勤耕耘属于你自己美好的"爱情伊甸园"吗？你在加强自己的这种能力吗？你在寻找你自己爱屋的金钥匙吗？

本文结束之际，还得与大家共勉："命里有时终须有，命里无时莫强求"，金钱如此，生命如此，缘分如此，爱情，更是如此！在爱情的跑道上，千万别去争什么短跑冠军！我提倡大家争做一只小青虫，慢慢成长，慢慢化蛹，再慢慢羽化成美丽的蝴蝶。当蝴蝶翩翩起舞飞翔之时，你必看见爱情真正的天地，不是伊甸园，胜似伊甸园。

## 人生的坐标

作者是 1993 年到美国攻读博士学位的，由于努力，很快就奠定了在美国打拼的基础。美国是个自由国家，是发挥个人优势的天堂。不过，搞得不好也会是埋葬自己的坟墓。

记得 1998 年我在美国炒股，由于股市一路下滑，自认为炒股经验丰富，贪婪地一路跟进，大刀阔斧地出手，头脑发热到了极点。后来市场突然再走低，由于没有设置止损点，股市下跌时实在支撑不住了，证券公司没有经过本人同意就关闭了股票帐号，要将股票全部清仓卖掉，就像判死刑，由证券公司来立即执行。

那次教训很深，打击也很大，作者不但没有挣钱，还把辛苦积累的 100 多万也赔进去了。钱丢了以后，突然间感觉是天昏地暗，就像世界末日来临。在此之前，大手大脚不在乎花钱。丢钱以后手摸口袋，发现几块钱也很亲切。以前对路人不屑一顾，失败后看着身边来回穿梭的人群，自己却感觉羞愧难当。

喊天不应，入地无门，那次彻底的失败，让作者体会到什么是底线的力量，什么是平凡的美丽，什么是零与负数，真正体会到了人生需要随时定位，那就是人生的坐标。

是啊！明知道墙内鸟语花香，当我们垫起脚尖或者是想尽所有的办法也看不见里面的究竟时，你会无奈地发现：差一点就是差一点，看不见就是看不见。

同样，有一些人生的道理，由于缺乏经历，我们绞尽脑汁也不能明白的时候，你会觉得外面的世界是如此浩大繁复，觉得自己是如此渺小，特别是受到挫折时，会感到自己无能为力，为人生的前途而懊伤。尤其现在社会复杂、骗子横行，要站稳脚跟很不容易，更需要做好随时应对的准备。

人生的起点与终点并不重要，重要的是在起点与终点之间，你度过了多少有意义的春秋。要使人生有意义，如果什么办法都不是很有效，有一个办法，就是每时每刻都设一个人生的坐标，暂且称为人生的零坐标。如果你对坐标没有概念，就想一想十字路口与十字架好了，都是何去何从的地方。一个目的，就是不要走错路，不要陷入困境。

设立一个人生的零坐标有一个好处，就是每时每刻你都会有一个底线，在输得一丝不挂的时候还有以前的积累作为退路；如果没有感觉进步，至少你会感觉到一种推动你进步的力量。

设立零坐标的另一个好处是警觉，因为你离"零点"那么近，你会不遗余力地维持一种尊严、一种地位、一种责任，而不会掉入零以下的负数（地狱是负数一个例子，相反的正数就是天堂）。许多人之所以失败了，就是一不小心陷入人生的泥潭而难以自拔，后悔终生，不管是出轨、生病、欺骗、内疚，还是犯罪，都是没有把握好人生坐标的例子。

那么，怎么样才能把握好人生的坐标呢？答案其实很简单，除了一命、二运、三风水，还得讲究四积德、五读书、六思考，以及七分享、八希望、九成刚、十成器。至于积德的问题，许多人只注意积阴德，为死人哭泣、烧纸钱，却忘了积阳德，即是为活着的人多做点好事。看来，把握人生需要许多因素的配合，学到老、活到老是势在必行了，包括管理好自己的身体，善待自己，否则，别谈什么目标，更不谈什么为别人奉献了。

再说一些具体的人生方法，其实，古人谈得比我们多，也很精辟，原因是现代人压力太大、工作太忙、生活太浮躁，缺乏思考的时间与机会，乃至于忘了"克己"，也忽视了"复礼"，更不在乎天道与人道，就像无头蝇，飞到哪儿，碰到哪，搞得社会不和谐，每个人都很累。

话说回来，设立一个人生的零坐标，真的很容易，每天每时从自己做起，从小事做起，诚恳待人、充满信心、踏踏实实、不欺不骗、勤学苦练，与周围的人与环境和谐共处，自有好事来找你，而不是碰到许多麻烦事情。

再有，人家说不好的东西，至少应该暂时相信，然后去问个究竟，由自己作出最后的判断；别人说是好的东西，也不要轻易相信或者否定，应该仔细去研究，便于自己明辨是非，这叫兼听则明，偏听则暗，自然不会错过机会。另外，凡是被人们称为《经书》的东西，就应该尽量多读，多领会，那可是巨人真正的肩膀，可以踩着往上爬，爬到"零坐标"正的方向去。

人生就是这样，亦仙亦俗，亦正亦负，何去何从，就看你怎样把握了。说起来是那人的运气好，自己的运气差，其实不然。关键是自己的生活方式是什么？掌握的技巧与技术是什么？有没有从实践中反复学习与总结。

# 核心价值

有朋友来电请教开办咖啡连锁店的事情，问了几个问题后，发现他没有抓住核心与要点，也就是说，看不见围绕这件事情的核心价值。

核心价值是什么呢？我对核心价值的定义是一个个体与系统健康存在的特殊标志。对个人来说，核心价值也许是以身心健康为标志；对企业来说，核心价值也许是企业的特殊产品、管理与赢利模式；对社会来说，核心价值也许是家庭稳定的程度、社会的生存与发展模式。总之，核心价值就是各种系统的"本"，做事情如果脱离了本体，不但做不好，风险也会越来越大，也就是说，做任何事情之前，必须要确认个人的核心价值是否得到体现，企业是否存在某种独特的核心价值等。

比如说，要开一个咖啡店，除了资金到位，选好地点，确认消费群体的存在外，你必须向大家证明你的咖啡店设计是特别的，你的咖啡是特别的，你的点心味道是特别的，顾客在访问你的咖啡店以后感觉是特别的，得到的某种效果（情感、生意等）也应该是特别好才行。

提倡核心价值与以个人为中心、自私等概念有关，但绝对不能与两者划等号。强调核心价值的目的是为了更健康的发展，体现将来更大的核心价值，为社会作出更大的贡献。而自私永远是不上台面的，不管你站在什么样的高度，自私的害处不小。

就像原子有原子核与电子云一样，电子云是怎么样的分布是一种性质的问题，但原子核的构造可以体现其原子的本质，核心价值的概念也体现了这一点。有了核心价值，就会有自己的外围空间，从而，也就有了自己的健康成长空间，不亦乐乎？

## 事物都是一分为二的吗

在学辩证法时，学到矛盾的主要方面与次要方面，以及主要矛盾与次要矛盾的相互转化问题，也知道许多人强调事物都是"一分为二"的观点。后来在实践中发现，如果严格按照"一分为二"的原则去解决问题，可能会犯大错。

记得，曾经与一位朋友交流关于爱情与婚姻的问题时，她强调"0"和"1"的爱情模式，她说爱情要么等于 0(离婚)，要么等于 1(白头谐老)。结婚后，她内心逐渐产生矛盾，发现明显还有别的友谊存在。结果，就是因为自己坚持一种错误的观点，对配偶的缺点过度包容，结果宠坏了对方，后来对方反而不爱她了。同时，她拒绝了许多朋友的善意爱护与帮助等，界限如泾渭分明，结果也得罪了许多朋友。后来，她失去了所谓的亲人与朋友，显得很孤独。

美国前总统克林顿也因为实习生事件遇到过一个难题，检察官在所有的问题中给他两种选择，YES 或者 NO（是与不是），克林顿感到很困惑，不过，聪明的总统在回答问题时几乎都用第三种答案来回答，比如"I DON'T REMEMBER"（我不记得了），"MAYBE"（大概是吧）等等。作者当时看电视转播时的感觉也是啼笑皆非，也在问自己，对事物作出的判断怎么会是如此简单化，明显是在害人嘛！因此认为，"一分为二"的观点是错误的，是一种害人的理论与辩证法。

从自然与科学的角度，也有许多例子来证明上述结论，尤其是在对动植物分类时，如果严格按照"一分为二"的方法去划分，得出的结论将会大错特错。即使在今天，关于人类的起源问题，所有的人类学家还在寻找人类的第一个祖先，究竟在非洲，还是在亚洲，或者是在拉丁美洲，但是，几乎忽略了人类多起源的可能性。说实话，我之所以离开科学研究，这也是原因之一，因为发现科学界有许多错误的研究方向。因为，科学家们根本就没有真正意识到他们的方法论错误了。比如，基本粒子的研究也是如此，从分子到原子，从原子到质子，从质子到夸克，以及后来的"丁粒子"，"毛粒子"（由于毛泽东提出了"事物都是一分为二的"的观点）等。

许多人不知道，今天的科学进步，大多数是建立在实验科学的基础上，包括现在的无机化学，有机化学，与生物化学的东西。这些东西全部建立在实验科学制定的一套规则上面，如果某个规则变化，一切都会重来。我们的学生花了大量时间去背诵与折腾的就是这些规则，也就是所谓的知识。人类社会之所以可悲，就是自己制定一套规则来约束自己，来欺骗自己，最后也会由于这些规则而毁灭人类自己。当然，由于人的寿命很短，我们之间的大多数人不会看到人类灭亡的那一天。

如果让我们来看一看人类对环境的污染，人类对大自然的破坏，人类对大自然的掠夺，就是因为我们犯了"一分为二"的头脑简单的错误，要么"落后"，要么"发展"，结果忘了综合治理，综合平衡的重要性。有的东西不能简单以"好"与"坏"，"行"与"不行"，"爱"与"不爱"来区分，一定要用辩证的观点，找出问题的过程与实质，才能逐步解决问题，逐步完善制度。除此而外，任何简单化的观点，任何"一分为二"的观点，都会给你带来意想不到的严重后果。即使我们讲八面玲珑，或者把八卦，三十二卦，六十四卦，128 卦或者更多的方法都用上，也不等于会找到最正确的解决问题的途径。

这就是我经常提倡的不能"一根筋"，不能"一分为二"，只能采用"思维的弹性化"原则，才能在实践中取得相对较大的收获，才会有相对美好的生活！

# 小青虫的前世今身

不知道为什么，人们越来越注意缘分，不管是前世今身，还是前世今缘。我作为昆虫学家，除了观察昆虫生命的周期性，我也一直在研究人的缘分形成，迁移与转化问题。人们一提到缘分，好象所有的隔阂都烟消云散，所有的远近都失去距离，所有的财富都化为泡影，所有的争议都束之高阁，原因是，缘分就象"化骨精丹"，一旦你吃了它，你的骨头就会发软，你的血液就会从红色变成白色，然后透明，最后永久地消失在宇宙的大世界里，进入无休止的循环。

科学上，最有趣的发现之一就是昆虫的变态，比如，可爱的小青虫是怎么来的，又是怎样变成美丽的蝴蝶的。还有一个有趣的发现，为什么大部分没有毒的小青虫会变成美丽的蝴蝶，而大部分有毒的毛毛虫长大了却变成讨厌的飞蛾呢？如果小青虫与毛毛虫会说话，它们一定也会说，这是前世今身的缘分问题。

且看昆虫个体发育的几个重要时期：卵期（或者称为胎儿），幼虫期（或者称为个体发育生长期），蛹期（或者称为生殖前期），成虫期（或者成为生殖期）。以美丽的蝴蝶形成为例子，我们发现：

1）卵期：雌性与雄性交配后，产卵。根据种类不同，每只雌蝶可产几十粒至几百粒卵，数量不等；卵大多是散产，也有是块产或者多产。

（蛾子不是蝴蝶，往往将卵产在一起，成堆成块）。

2）幼虫期：经过十多天到几十天，蝶卵开始孵化，变成幼小的小青虫。小青虫爬啊爬，吃树叶，慢慢长大，开始脱皮，有的继续变成大青虫，有的变成毛毛虫了，我们称之为不同的幼虫龄期。

3）蛹期：当大青虫与毛毛虫变成末龄老熟幼虫后，开始不吃不喝不动，变成蝶蛹。

4）成虫期(蝴蝶)：经过一段时间，蝶蛹外形看起来挂在树枝等处不动，其实蛹体内部进行了复杂的器官分化，最后钻出来时变成神奇的蝴蝶。出来几分钟后，蝶的翅膀开始硬化，扩张，蝴蝶就开始翩翩飞翔了。整个过程很神奇。

也许，如果有上帝存在，那么在上帝的眼里，一切都是公平的，我的问题是，你怎样才能被人扶持成美丽的花蝴蝶呢？我们不可能期待每一个人都成为昆虫学家，况且大部分昆虫学家一辈子都在研究昆虫，你要指望有人象昆虫学家一样的伯乐或者爱情高手来发现你、理解你，那你一定要珍贵或者美丽，否则，不会有人对你感兴趣的。

结论出来了：除了缘分外，每个人自身也需要显示美丽与魅力！或许，你真的就是一个无价之宝，先被人发现，然后再小心收藏，安然无恙后再供大家欣赏！当你注意到风马牛不相及的人聚在一起同论天下事，共享天下福，畅谈天下情时，你会真正理解什么是前世今身的缘分了！

## 小世界、大世界与大千世界

今天踩死一只蚂蚁，开始本来不想那样做，避了几次，可是，当自己转过身来的时候，还是把它踩死了。为了纪念这只死去的蚂蚁，我想写一篇大文章来记录蚂蚁给我的灵感，那就是小世界、大世界与大千世界的关系。

其实，人们心里老是想着某件事情不放，老是拿着某样东西不丢，老是占领着某个位置不让的时候，他是在犯错误，那就是顾此失彼的错误。

说起来简单，如果一个人没有一定的知识，没有很高的悟性，没有一定的修养，还会在顾此失彼的基础上钻牛角尖，直至固步自封，殊不知将自己禁锢在一个小小的世界里，成了井底之蛙，不管那个世界是金库、家庭、官场、娱乐场、商场与道场等。

人们被困惑、被伤害、被愚弄，就是因为跳不出那道小世界的门槛，无法到达某个大世界。许多人今天误入这个小世界，明天又落入另一种虎口，如此反反复复，无法达到升华，无法进入另一个高尚的世界，就是我讲的大世界。

要知道，小世界再美丽，也只是大世界的一个小小的角落而已，何况那些大千世界呢？ 你官大有什么用，没有与民同乐照样是一颗孤星；你钱多有什么用，你的嘴就这么大，肚子就这么大，命就这么长，死了还得变成鬼去吓人；你的房子大又有什么用，你的身长不超过三米，床宽不过十尺；你的子女多又有什么用，富不过五代，五代以后照样是为人妻，为人母。所以，我说，把小世界放大，把大世界分成若干个小世界，再把自己融入形形色色的大千世界，才是每个人应该追求的目标。

我给大家透露一个秘密吧，之所以我把这个地方称为浩思天地与智慧的海洋，就是要采用各种方法，把通向大千世界的钥匙交给大家，我自称是找到钥匙了。其实，不是一把钥匙，而是很多把这样的金钥匙。

前面已经提到了思维的弹性化学说，在这里，我再透露一下我一贯使用的活动范围的弹性化学说。

二十年前，当我提出思维的弹性化与活动范围的弹性化学说时，我真的高兴坏了。从此，不管是风吹雨打，或者是人云亦云的日子，我都坚持以上的人生原则，结果证明对人对己都有无限的好处。

仔细想想，过去或者现在乃至未来，有多少人还在痛苦中挣扎。挣扎的原因不外乎追名逐利，或者一己之欲，得到了罢了，没有得到时，那种歇嘶底里，痛不欲生的样子，令人悲叹与厌恶。

还有许多才子，没有人去关心。甚者不但不关心，还去讥讽与嘲笑别人，将别人置与死地。由于贫穷与失望，著名诗人海子与顾城都相继自杀。可是，人死了又怎么样，同情又怎么样，因为诗人缺乏生活中思维的弹性，给亲人与后人留下无限的伤痕累累。还有许多这样的例子，不禁要问我们活着的人，生活的弹性化到什么地方去了？

也许，有的评论家会说我是苟且偷生，如果真的那样，对不起，本文提到的弹性学说可以作出最终回答！

是呀，你可以说，人家海子等诗人在追求自己的理想精神世界，人家死了就完美了！你是想让千百万人都那样去跟着死，就你一个人在这世界上称王称霸，是不是？ 我想，遇到这种评论家的时候，事实会给他两记响亮的耳光。我们要高呼，是人，就是要活，而且要活出人的样子来！是的，活出高昂的样子！

说实在的，依我的感情，我也很会写诗，包括所谓的朦胧诗、伤感诗等，但是，我不写或者尽量少写！原因是，我不想让自己让别人上当，整天在地狱般的精神世界里生活。我，还有你，我们需要的是阳光雨露！

小世界，大世界与大千世界并没有什么，关键是要去领会、去寻找与去感知。通过学习、通过锤炼、通过交流、通过感悟以及通过认真的思考，再去实践思维的弹性化与活动范围的弹性化学说，你将成为一位得心应手的成功人士！相应地，如果你看见谁在那里发狂，不管你有多富，官有多大，地位有多高，你就用这两个弹性的标准去检验他一下，看他的思维弹性到什么程度，看他的活动范围纵横到什么程度，然后推断他幸福与成功的程度。告诉大家，没有弹性的人是可悲的人！不去努力创造弹性更可怜！

如果你感觉你的思维能力在弹性地增长，你的活动范围在弹性地增大，我会对你说：恭喜你！因为你拥有了小世界，跨入了大世界，理顺了大千世界的关系，你的人生因此而有意义了！

有了弹性，你办事情时就会信马由缰；有了弹性，生活中就会胜不骄，败不馁；有了弹性，就会退一步海阔天空！话问回来：你弹性了吗？

## 人生的自留地

人生的"自留地"是一片等待耕种的静土，一个独有的领地，一个思想的至高点，而不应该是乐土。如果是静土，人生的领地就会得到修炼与完善；如果是乐土，人生就会被污染，心灵会失去藏身之地。

记得在困难的集体所有制时期，大家同吃同住同劳动，种的庄稼都是萝卜红薯之类的大路货，要想吃点特别的蔬菜都很难。后来，每家每户逐渐分开，不但有了自己的小窝，还有几分田的自留地，蔬菜品种也增加了不少，日子自然会舒坦一些。后来，分田到户，尽管大家有一点后顾之忧，可是，日子却越来越有色彩。

自留地的好处很多，一是可以消耗农民的闲暇时间，二是让大家发挥各自的优势与创造性，三是可以种一些经济作物补贴油盐酱醋的开销。坏处也有，有的人不珍惜自留地的机会，除了种蔬菜外，也种一些违禁作物及计划经济外的农作物，如大麻等毒品。

我在想，情人之间，家庭之间也在唱自留地的高调，可是，就是有人不珍惜，有的人还把它当成偷鸡摸狗的机会，乃至引起当事人的不快，甚至出现永久的裂痕。那么，怎样耕种人生的"自留地"，就成了一门学问。

说是一门学问，其实，人生的"自留地"还有别的含义。既然是自留地，就应该自己好好利用，而不应该让人人都来开采，不应该对人人都开放，而应该把它当成修身养性的地方。

耕种人生的"自留地"，其任务之艰巨，一时做不到，可以等一年；一时学不会，可以学一辈子，但是，千万别乱耕乱用；否则，要是自留地受到污染，一辈子都完了，那就是被糟蹋的人生。

自留地，就象一面镜子，虽然空间不大，却可照出人的真面目。

# 人生的最后一道门槛

人人都有自己的打算，都有一本难念的经，唯一共同的是两道门槛，我把它定义为出生入死。生的时候什么都不知道，稀里糊涂就来到这个世界，门槛是很低的；死却不一样，就象一座大山挡在每个人面前，变成一道难以逾越的门槛。跨过那道高高的门槛，人生就结束了，一切烟消云散！问题是，门槛那边是什么？ 人们用什么方法去跨越呢？

我觉得，大家应该面对死亡的威胁，寻找一种死的出路！有的人找错了路，吸烟、醉酒、腐化、堕落、吸毒、贪财、贪食、贪色、跳楼等等，其实都是下策，都是自欺欺人，不但没有解决面对死亡的问题，反而适得其反，掉进深深的地狱与非常可怕的悲惨世界，信不信由你。

根据研究，我发现一些有趣的现象值得注意。记得有人问我一个有趣的问题：曾多少次，我问自己"为什么我的灵魂附在生活中取了'我'这个名字的人身上？为什么不在某个其他的人身上？没人回答过我的这个问题，觉得很可笑。先生，您能回答吗？算命上说，我的前身是和尚，我信，希望能有点慧根，跟你们修行修行。"

我是这样回答的："我的文中已经提到一点，再多给您透露一点，是有关遗传学的东西。人的性细胞有 23 条染色体，男人、女人只有一

167

条不一样，男的是 XY，女的是 XX。男女结合，各贡献一条染色丝，XX 的结合就生女儿，XY 的结合就生男孩。在这种关系上您就明白您的问题了，如果您的祖先之一是和尚、是农民或者是皇帝，那您的遗传基因会表现出来，比如您的体态、说话、做事、吃饭、穿衣与行事风格等，您会发现您的骨子里就象那么一种人。比如，我自己，跟写《易经》的作者周文王在体态、误性、语言、性格等方面都很类似，肯定与他有某种关系。不同的是，我们生在新世纪，学的东西、吃的东西、看的东西、玩的东西不一样了，但基本的都没有变。难怪，那种作恶多端的人不会有好报也是这个道理，而且还会影响到别人和后代。我自己学习这么多，经历这么多，思考这么多，修练这么多，都还在探索，以后大家一起来探索这个问题。答案肯定会有的，只是还未找到而已。何况，难道我们一定要去找到它吗？ 有时，心有灵犀一点通就行了，不是吗？"

话说回来，寻找死的出路也要认真，记住，物质是可以转化的！如果大家注意观察与思考，你会发现前世、今生与死后的灵魂就构成了一个人生命周期的无限循环，以及与其他人，与其他所有物质的或多或少的联系。这些联系都在，看不见或者理解不了，只是大家的水平问题。

浩子关于死的理论就这些，信不信由大家，自己实践吧。圣人孔子说过："非知生，焉知死？"开始我认为他要么糊涂，要么有意回避这个问题。我现在明白了，孔子当时讲的也许是老实话，因为以上的这些发现是从近代原子物理学、遗传学、细胞学与分子生物学推断出来的。如果用生物小循环与地质大循环的理论去理解更容易一些。以后有机会，我会继续介绍这方面的知识。

死得好，上有天堂，下有酒香；死得不好，死有余辜！这就是我想说的，既然做了人，就要把最好的东西拿出来，把最大努力用上来，把最好的感受讲出来，把爱无私地奉献出来，人，就踏实了，才会有真正的平安，才能感觉到生命本身的意义！

## 死亡幻想

儿时，指地望天，昼思夜泣，心如荒野。面对黑暗，人鬼难辨，仓鼠悠悠，鸟兽横行，自然是社民惊恐，出耕于黄土，劳作于斗碗，生死于一念之间。

在无数个孤独的夜晚，每当想起死亡而伤心欲绝之时，浩子也不得不用破烂不堪的棉被蒙住被冰霜冻裂的小黑脸蛋，悄悄地流泪，静静地叹息，希望白天永远不要来临，这样，好享受黑夜里永恒的平静。黑夜对每一个人都很公平，因为在黑夜里大家什么都看不见，做好事无人知晓，做坏事也没有人知道，知道了也没有人能够怎么

4

样。黑夜，与死亡并存，看似空虚，又因为公平而殷实。

不止一次，浩子也在问自己：人，为什么最终要死啊？后来长大了，也不管那么多，知道要学习，要劳动，要追求，要结婚，要生子；知道生存的目的是发现，创造，发明，再发现，再创造，再发明。大家都习惯于用各种方法麻痹自己，用各种手段塑造自己，用各种理由开脱自己，因为，都想成为一个有用的人，一个被人瞧得起的人，一个能够被人称颂的人，一个也许能够万万岁的人。

尽管有时浩子在设想，干脆用什么简单的方法结束自己的生命。吃老鼠药、喝敌敌畏、切腕、跳楼还是上吊？

可是，听说许多案例以后，浩子根本没有勇气面对死亡，也知道那是极其愚蠢的想法，因为，人生就是单行道，不许回头，必须走完从自然生到自然死的不归路。终于，浩子找到一个假装死亡的办法，知道那明显是不可能的，那就是把浩子送到有世界屋脊之称的喜马拉雅山，在世界的最高点珠穆朗玛峰上，由千军万马同时攻击，在一秒钟之内，让浩子壮烈地死在千万发炮弹的爆炸声之中，毫无痛苦。

虽然知道那是荒谬的想法，愚蠢的举动，昂贵的代价，浩子还是想了，而且想得很壮烈。是呀，太聪明了，想通过此种方式让自己鼓足勇气，找到一种类似升天的最好方法。通过这些，终于明白了，确实是好死不如赖活，因为知道人生确实很美好，无论是苦与乐。

后来，真的到西藏一游，那是跟着一个电视剧摄制组去的。由于写了一首感人的诗歌，电视剧出品人及其剧组决定采用部分诗句来烘托故事情节，本人自然开心，开心的是由《心灵之旅》带来的《西藏之旅》，完成了浩子假设死亡的梦想。不过，在完成西藏之旅后，人没有死，却被吓得半死，比如担心飞机是否会掉下来，汽车是否会出车祸，坏人是否造反，食品是否中毒，高原是否缺氧等。

后来感叹，如果没有一个理由去死，再往前看，发现让人活着的理由却很充分，从而想要把每一个音符都留在每个文字上面，要把每一个脚印都留在喜欢的天涯海角，要把每一片情都留给思念着的人。更可笑的是，还想把每一个印迹都伴随一个能再生有遗传物质 DNA 的细胞，到处繁殖自己的生命，到处扩展自己的领地。这样，在任何条件下科学家都会复制自己的形象，从而通过此种方式让人得到永生。现在都知道了，几百年后，即使一位愚蠢的生物科学家都会这样想，都能这样做，即是用玩具一样的装置来复制人。

有了上述的理论与实践依据，自然就增加了对生的欲望，自然决定与鬼魂完全断绝关系。想让大家知道，即使在 100 岁时，纵然有死亡的那么一刻，那时，人的神经中枢将完全失去功能，身心完全麻木而处于极度瘫痪状态，也就什么都不怕了。那时候，人会在昏迷中死去，将最后一刻无声的哀怨再留给自己最可爱的亲人，还有身边那些殷切期望死人能够活过来的朋友。心肠好一点的阴阳人，能将一张叫"遗嘱"的纸条递给在场的见证人，自私一点的人会说一声"谁？水？随？随便！"，又让大家为自己痛苦，惋惜。而面对死亡的人，到此为止，就隐了，消失了。

是的，如果生的时候糊涂，死的时候也糊涂，那你还恐惧什么，还遗憾什么，还想什么？

每个人最好在有生之年，把经历与经验留下来，把痛苦思索的过程讲出来，把得出的结论记下来，去洗刷伯拉图的哀叹，亚里士多德的迷惑，尼采的恐惧，叔本华的无耐，还有托尔斯泰的忏悔，以及秦始皇的粗暴与无知。

我们知道人的傲气，知道装模作样，知道喜怒无常，知道爱的激情，知道每个人特殊的经历与生死的不同。是的，大家都认为自己经历太特殊了，以至于世界上没有一个人能够真正明白自己。

每个人都在寻找被骂的理由，被笑的理由，乃至于被陷害的理由，直至千年之后在阴间互相道歉，在那面目全非的时候，在一个荒唐的未来世界给大家一个荒唐的理解与道歉，因为大家都知道在那个时候是欲哭无泪。

有时，我们恨，恨无知与丑恶被无情地揭露；我们又爱，爱那些坦然自若的事物。我们真想把每个人的口挖个窟窿，尽快结束那永无休止的唠叨，也让大家能过上几天人世间平静与安然的"好日子"。不过，大家也确实想知道互相唠叨的结果。

夜深了，天会亮！天亮了，月亮又隐藏！世界没有起点，也无终点，有的是无常！世界有万千事物与故事，世界又会在顷刻之间消失。如果大家能在阴阳交错的曲折道路上行进，自然将与生命同步，时间将与生命同行。

浩子，顾名思义，就是浩浩荡荡思考的人，就是浩思天地，交流随意，愿美好的生命与大家同在。

## 来自最底层的呼喊

多年形成的学习与劳动习惯，自然给浩子一种吃苦耐劳的精神。在劳动的过程中，浩子感觉踏实，因为劳动给他思想的源泉；在学习的过程中，浩子感觉清晰，因为思想给他劳动的指引。

无论成功与失败，浩子都会对自己说，你很棒，因为该劳动的时候劳动，该学习的时候学习，该休闲的时候会休闲。

有的人说，你不该劳动，你应该做点大事。浩子说：我做的每一件事情对我来说都非常的重要，因为每一分劳动的成果都是珍贵的一分一秒换来的结晶，每一次由于劳动而产生的思想的火花与时间长河里星星的闪烁没有实质的区别。

"我思故我在"，我们的存在就要求我们珍惜劳动创造的智慧的灵光，要求我们凡事都有周密的计划。至今，在浩子所有的劳动过程中，在农田里劳动的经历让他刻骨铭心。

当浩子站在水稻田里将稻苗小心翼翼地插在只能用手触摸的土里，脚下是暗无天日的大地，但随着水波荡漾，他会感觉大地的踏实与柔软。有时，埋在水中的腿会被泥蛆无情地刺杀(后来他知道泥蛆是牛虻的幼虫)，虽然是阵痛，但感觉是大地在与他交流；讨厌的吸血蜢虫更残忍，它们知道劳动者的无助，却象千军万马般钻到头发根部吸血，让人感觉奇痒难忍。浩子记得只能用手臂拼命地压迫与摩擦头顶与耳根，将吸血的蜢虫全部扼杀在头顶与脸上，为此，浩子在享受晚餐时，在油灯下经常露出血迹斑斑的小脸蛋，还一口一口地咀嚼着劳动的果实--冷冰冰与硬帮帮的窝窝头；在稻田里去除杂草的时候更糟糕，刀一样锋利的稻叶会将浩子的小手与小腿的皮肤划破，留下一轮一轮生命的伤痕。那就是水稻田里的凯歌。尽管浩子没有弹过钢琴，他想，心里被自然敲击的声音不亚于贝多芬的D大调钢琴奏鸣曲。

当浩子挑着猪粪在玉米地与高粱地里行走的时候，感觉又不一样，那是闷与热，心烦与口渴会让人撕心裂肺般地呼喊，但他只能一步一个脚印地挪动，因为那是必须完成的任务。在地里除草时，当看见周围许多飞舞的小昆虫，慢慢蠕动的蠕虫，浩子会盼望那永远的出头之日，可是，杂草何其多，时间走得是那么慢，幸福是那么少，希望又是何其渺茫。当浩子行走在甘蔗地里，尽管有甜蜜的源泉，那感觉就象干枯的季节，同样是口渴，同样是惆怅，同样是等待与慌张。

花生成熟了，应该开心了！可是，怎么可能都是香喷喷的花生啊！农民们会精挑细选，把最好的花生放在最精美的箩筐里，然后等待着拿到市场上去卖。浩子看见农民们把残余的，发育不健全的花生留给自己，留给自己的小孩子们省着吃。种植萝卜、西瓜、甜菜及其它蔬菜的结果也是一样，那就是浩子的农民兄弟。

尽管浩子受够了在农村辛苦劳动的日子，可是，他很珍惜那段时光，珍惜农田里的一草一木。许多年后，难怪有人问起浩子人生的秘密武器是什么，他的回答是：一草一木！是呀，对一草一木都有丰富感情的人，对我们人类亲爱的同胞又何况不是如此呢！朋友，当你坐在宽敞明亮的办公室里，享受上帝送给你的那一份宁静时，请珍惜今天的幸福日子吧，这是来自农田最底层的呼喊！

## <<民工泪：惜农>>

走马扬鞭南北行，
离乡又背井。

拣了芝麻丢西瓜，
　苦头已吃尽。
七千万南下太少，
八千万北上不行，
　还得寻安稳。

老农期盼儿女归，
　媳妇已过门。
小儿呀呀刚学语，
　父母已不认。
只怜外出农民工，
挑砖递瓦有谁疼，
　最怕染疾病。

## 骑士的困惑

古代，或者是不久前的中世纪，为出人头地，或者是为了争一口气，挥戈策马，所向披靡，冒生命之危，你因此而成为骑士。今天，在落日黄昏之时，羊群嗷嗷待哺，而狼群出现，你，不得不再次带病出征，而成为壮士。

都是士，都会死，在天地无界处，环视疆野，你大声疾呼，希望有山吼、有河流、有鹰叫，可是，何处是回音壁。尽管胜券在握，远处已经浓烟滚滚，近处白骨堆堆，骑士、壮士没有欢笑，依然失落。于是，在山顶处，骑士丢盔弃甲，壮士返途折里，坡下是故乡。回到故里，到处是猫叫、鸡吼、鼠窜、蝶舞、虫鸣，尽管有不同声响，毕竟是归处，释然，亦茫然。

看见了吗？那是一种奇妙的景象，未来的骑士，还有，准备为骑士颂歌的人们。上帝也许不会被你的行为感动，世界也不会为你而精心设计，有的，是你的任性与困惑，以及自然的惰性，何去何从？

## 串魂记

每逢佳节倍思亲，一年一度的春节又到了，真有那么几刻，在缘分的树上，督见几只无花果，闲来摘取，嚼觉，品尝，亦苦、亦涩、亦酸、亦甜，脑门忽紧忽松，思绪放开，就这样，串魂矣。

串魂与走神不同，因为走神是不知不觉开了小差，串魂则是有意识往深处想；串魂与谋划也不同，因为谋划带着目的，而串魂是没有任务与诡计，是自发的。我串魂，因为我有事，心事。

眼见为实，其实，有时不全是。前天，我行走在美国一个边远的海滨城市，没有去过的人，从卫星地图上看，也会觉得是天涯海角吧。

这个城市在美国麻州，名叫新百福市（NEW BEDFORD）。因为以前听说过一些关于该城市的贬语，心里自然对之也带一点偏颇。漫步小街，海风很大，人顿觉摇晃，忽见远处天空飘来白色"塑料袋"几只，心想：

"这城市的居民怎么乱扔垃圾，塑料袋也到处横飞"。

仔细看，不对，原来那是几只正在滑翔的白色海鸥在玩自在，过一会儿，海鸥已消失在视觉外。继续行走，从街道往一弄堂里看去，惊讶的是街角是如此干净。再望天空，又见到一只白色"海鸥"飞过来。正在等待"海鸥"变动滑翔姿势，突然发现那不是海鸥，而是一架银白色的飞机！瞧，视觉与实际的距离有时是多么遥远，把飞机看成海鸥，甚至还把海鸥当成塑料垃圾袋。

平时，人们都很忙，大家赚钱，打工、炒股、炒房、赌博，还真是，每一样都不轻松，苦力、脑力、毅力齐上，不断期盼芝麻开花。没钱的岁月穷着急，魂不附体，盼有钱；有钱的岁月又贪喝、贪睡、贪吃、贪玩，不是惊恐，就是脂肪层加厚，或者血管被堵塞而心有余悸。何乐，何苦，何处是路？

爱，本来是稀有与奢侈品，可是，就有人把它当成玩具，想有就有，想扔就扔，不为永久，何谓永恒。爱，也不是工具，因为爱不能帮你务工，也不能为你种地，爱是收藏！别说你为爱付出了，那不是爱，因为你想从中索取，爱的含义如放风筝，断线也值得，因为，你本意是想看着她飞翔，然后你笑。事实证明，这样的风筝已经与黄山的云雾一起缭绕，与西藏的天空比高，与卫河的水一起流淌，与万寿山下的昆明湖水一起荡漾，与老酒共醉，还有，在教室里余音绕梁。美丽的爱，正因为这样才恒久。

好高骛远、舍本求末是我们时代的通病。比如，好端端的地球不好好保护，看见月球上的一块石头、火星上的一个坑而激动不已，真是"天高不算高，人心比天高"，建议自己从脚下做起。人与人相斗、民族与民族互相残杀，实在不能理解这些所谓的"生存竞争"，真的，与许多动物相比，不如。现代人真的有点疯了，与厕所更近，与文明的距离似乎越来越远。

风很大，自己的影子在夕阳下不断拉长，抓紧机会捕风捉影，想想多少年后，自己的影子也不会再有。也罢，在这个算是天涯海角的地方，手一摊，头一抬，随海鸥展翅，串门、串家、串天、串地，咱串魂去！

## 过往云烟

山下，呆望天都峰，山上，独见峭壁悬崖，唯有云烟，不辩深浅，自在穿行。

不同的人，编造着自己复杂的故事，奢望着华丽的衣着与酒肉穿肠，其实，如过往云烟，似陈年久月，都忍受着通往死亡道路的孤独。

为了解除孤独的恐惧，信来信去都信了，佛门、鬼门、朝天门，惟有一门不开，脑门。

潮有涨落，世有反复，人又何必去执着？文王习易、武王伐纣、秦王焚书坑儒，哪一人、哪一样、哪一件，事后不成过往烟云？如果人生不讲根本，必定如大浪淘沙，偏差越来越大。

特殊归特殊、平常说平常，自由自在、谦虚谨慎、戒骄戒躁，一个人的生命才有支点；志同道合、夫妻恩爱、儿女情长、博爱如自爱，一个人的感情才有源泉；精益求精、孜孜不倦、利他利己、处之泰然，一个人的事业才能如日中天。

许多人缺德，想方设法害人。失败了，割腕；出国了，情断；没办法了，破产。想想，再想想，一个远古的故事叫"螳螂捕蝉"，难道人的脑门就是那么难开、人生的意义就是那么凄惨？为什么不想尽办法？

真的，人生如过往云烟，遇大风大浪时，狂吼狂叫；累时，睡觉；病了、老了，死掉！如果知道这一点，应该凡事谢恩与祷告，把各种事情的缘由找到，然后不屈不挠，风靡地球，驰骋天堂。

# 春天的旋律

春天的旋律，由一滴滴雨丝谱写，晶莹剔透；还没有留住，就已经悄悄溜走，带着迷茫，带着惊喜，带着忧愁！那是多么奇妙的春天啊，居然万般难求，蓝不蓝，绿不绿，看似繁花似锦，却又隐隐幽幽！

春天的旋律，由一丝丝爱意伴奏，面对苍天，亦醉亦吼；还没有开头，就已经血液倒流，伴着心跳，伴着脸红，伴着恒久！那是多么深沉的爱意啊，居然情海行舟，平不平，凹不凹，看似波涛汹涌，却又山河锦绣！

春天的旋律，由一行行诗句点缀，情意悠悠；还没有开头，就已经成竹在胸，留着思想，留着信念，留着节奏。那是多么美丽的篇章啊，居然一蹴而就，长不长，短不短，读似花好月圆，却又洁白如雪！

春天的旋律，由一阵阵高声歌颂，永不消失！还没有结束，就已经昂首阔步，裹着音韵，裹着梦想，裹着追求！那是多么动听的颂歌呀，居然惹人振奋，高不高，低不低，听似迷惘之音，却见天长地久！

## 秋天的思念

今天特别不寻常，我突然间想到秋天，以及秋天带给我的思念，因为在秋天，自然界是硕果累累，我相信在人的思念里也一定会产生奇妙的结果。当我仔细端详"思"字，构成"思"字的"心"与"田"两部分被放得越来越大，一种奇妙的感觉也越来越占据我的心田，然后我醒了，醒在秋风；我醉了，却醉在秋天。

我思念冬天的白雪，以及白雪覆盖下那苍茫的大地，还有与大地母亲一起安然就寝的万事万物。是啊，面对冬天的冷酷，一切骄傲都会屈服；面对厚厚的坚冰，钢铁也会低头；面对那无声的森林，你会觉得永恒就在眼前。

我也思念春天的鸟语花香，尤其是那冰雪消融时形成的潺潺流水，来自草原，来自高山，来自四面八方，送喜也送爽。人们欢喜雀跃，欢度春节，把一年的希望都寄托在春天的朝朝暮暮。在春天，谁还去在乎，谁还去患得患失呢？

我更思念夏日的骄阳，哪怕是一轮红日也让我迷途知返，因为那是我释放热情的时刻。与夏日共眠，我不怕迷失，因为我可以四处为家；我不怕热浪，因为我可以跳进任何一个海子与江河里裸泳；我更不怕淫虫，因为我全身都涂有防晒霜与万精油。我，宁愿在夏日的阳光下奔跑，也不愿在黑夜里乘凉。

我思念，思念朋友，思念亲人，思念故乡的云；我思念，思念阴晴阳雨，思念花好月圆，思念情感，思念生死，思念大自然；我思念，思念我的思念，思念我的永恒。

让我们互相带给大家永久的思念，我也会在浩思天地的思想园地里为大家永远树碑立传。可以说，秋天的思念是最具有色彩的思念，它会传染。

## 遥远的地平线

遥远的地平线，也是爱的地平线，一闪一闪，尽管我踏破了红尘，揉坏了双眼，也望不穿，数不清，看不见。是有神，有鬼，我不知道；我知道路途中有创伤，有爱，有危险。

在春日里，为什么还有冬雾？在夏日里，为什么还有冰霜？在秋天来临时，为什么还有春雨？在冬日的云雾里，为什么还有夏阳？我不知道，不知道为什么三十而不立，四十还困惑，五十而不知天命。我不知道什么是恒星，什么是太阳月亮，只知道满屋的烧饼与锅汤，只看见在没有岁月的日历里，到处似水流年。

看啦！远方已经没有呼唤，我的心为什么还在跳跃？周围已经没有色彩，我的口为什么还想惊叹？身边已经没有人搀护，我为什么还企求稳稳站立？没有理由的世界，我为什么还要找出理由？没有风光的角落，我为什么还要赞美风光？没有呼吸的时刻，我为什么还要深深呼吸？啊，我信，我相信，我确信，确信无疑。

生吧！死吗？！是的，我有的是千锤百炼与千疮百孔，有的是素素的莲花与厚厚的脸庞，有的是谢天谢地与死而无撼。即使我被洪水猛兽吞噬，有我的灵魂，还有我的体味，当然，更有我留下的希望。是梦幻就不应该被粉碎；是碉堡，就不应该被摧毁；是魔鬼，就不应该被驱除；是真爱，就不应该流失。

在人间没有家园的时刻，拼命吧，我要寻找理想的，爱的地平线，建立我美好的家园；在人生没有距离的时刻，让我献上一艘帆船，从天堂绕道而行，完成上帝的使命，完成我的许诺，让他的爱如春满人间。

看见了，大海边是一串微笑；失去的，是天空下的一片遗憾；即将拥有的，是地平线上的某一顶端与某一瞬间。世界没有诀窍，如果有，那就是爱的地平线，永远摸不着，看不见！

我要寻找永久的理由，踏上爱的地平线，触到你思维的顶点，跨越理想的边缘，停留在你爱的港湾，然后，在你的身上写字，拉着你的手，走进婚礼的殿堂，在上帝面前，签字、画押。

## 心变与灵魂的颤抖

人是实在的，可是，心有起落！在心情起落的瞬间，也伴随着思绪的波浪、魔鬼的尖叫、灵魂的颤抖与人情的淡漠与反复。

世界，除了金属、试金石与许多类似的固体，如坚冰，是非常坚硬的外，人心，也免不了坚如磐石，冷若冰霜！这就是人，信任危机的来源！一旦失去信任，人的心情不踏实，身体飘摇，整个系统都会紊乱，乃至带来意想不到的负面效果。有了这种情况，你的感觉是，人，消沉了；做事情没有味道与兴趣了，世界也随之而失去应有的光彩！

不是吗？ 你一屈步、误解与失落，原有的事情就面目全非了！于是乎人心开始纷纷堕落，从天上砸下来，你若站在下面，不是被砸痛，至少也会把你振得鸡犬不宁，人仰马翻！于是，你开始逃遁，逃呵逃，远处看见的还是一片荒凉、寂寞与不着边际！当你停下来，往后一看，惊讶！原来，已经走过尘世几万里了，还没有发现栖身之所！你，茫然！

远处，突然亮光一闪，你知道遇到异类了，明明那是照耀你的而且是独特的光芒。你一阵惊喜，指望它能变成一束医治你玩症的激光，让你有力气，有勇气去面对世界上的任何障碍，好呵！原来，它只是昙花一现，或者是从一线天顶上掠过的普通云彩而已。这时，尽管你心硬与心软都会毫无用处，你只能拿出一颗普通的心去交流，用普通的方法去应对，用软弱的心去迎接无情的暴风雨。你的感觉是，打击太大！有什么办法呢？因为你恰恰遇到一颗流动的心，水一样的心血，无法拿捏，无法捉摸。它过来了，你扑上去；它缩回去，你被弹回来；它升上去，你却又掉下来！尽管你的心感觉好疼，旁边的人还会说：酷！酷！酷！你更是一脸茫然！因为，这就是人世间的风景！

原因找到了，原来这颗心不是良心，是良心就不会如此！它是一颗受伤了的心，是让每一个灵魂都会颤抖的心！你想拍它一下，没有感觉；拍它第二下，也没有感觉；拍它第三下，不得了，顷刻间它开始狂躁起来，弹性十足，轻者把酒杯碰得支离破碎，重者把万物也倾覆！于是乎，你也跟着说：无为而有为，有为而不为！这就是心变的结果！

## 移动的心

开心的时候，心就象一朵鲜花，它可以随时开放，把一切都照亮，让人们从中体验、醉倒。

伤心的时候，心情就象一片带着淫风的乌云，将万物扫荡，这时候，最好的办法就是寻找安慰心灵的良药，将伤心恢复成良心。

我已经开始心灵之旅，决定将灵魂来一次重新洗涤，将心情来一次重新组合，将未来来一次重新规划。说起来，这是我的毛病，变！

其实，重新审视自己，将自己对未来，对自己，对上帝进行一次交代，负责任的汇报，想必有更多更大的收获。这也是老祖宗教给我们的好方法，否则，容易误入歧途。

移动的心，不是坏事，恰恰给我们带来机会，带来新的营养，带来新的人生。

## 心乐

是小草，就应该散发出清香；是雨露，就应该去滋润禾苗；是人，就应该用笑容传递欢乐，用身心去拥抱阳光！啊，那是大地的声音在呼唤，是你的友谊与爱情在悄悄地搏动，是苍天在喜露慷慨的笑脸！

　　我想用我一生积蓄的力量将你抱起来，向时空的方向抛去，让你的微笑永不消失！在我接触你的那一瞬间，我要让雷声停止、让大山低头、让地狱也灭亡！你的身影就是我的显现，你的开心就是我的誓言！

　　在我吻你的那一刻，我看见你的臂膀已经张开，你的额头已经舒展，你的心已经沉淀，只留下你的呼吸不完全！

　　抬头看看，你的眼光散发出无限喜悦，内心隐藏着那几千年的呼唤！我想说，把你全部的期盼转变成永久的豪言，放在小小的心尖，让每一滴血液流过时都能听见！

　　久违的喜乐人生啊，过去的不是遗憾，今天恰恰又是一个新的起点！谁说人世间只有哭叫，谁说人生只是昙花一现，永恒明明在眼前向我们招手，与宇宙一起超越无限！该发光的发光，该爱的爱，该劳动的劳动，该奉献的奉献！把人生来品味，把精神来焕发，把思想无穷地拓展！

　　去吧，抓起一把泥土，用力挤压它的芬芳！去吧，捧起一团火，向你的心灵祈祷！去吧，对着遥远的森林，呼喊无数个奇迹般的名字！让所有的人瞧一瞧，你的大方是如何美妙，你的异彩是多么光芒，你的人生是多么平淡而风光！

　　我不读经书了，是因为你已经让我饱满！我不要惆怅了，是因为你已经让我开始呐喊！我不用再遗憾，是因为你已经让我被友情充满！我要，我要放放心心地走路！我要，我要开开心心地健谈！我要，我要与你，与时空一起圆满！

风啊，别再隐藏我的心情！云啊，别再漂流我的思绪！雾啊，请别再笼罩我的心灵！那是喜乐在见证，那是友情在交谈，那是世界在完全！

我是用豪情在表演，用内心在兑现，用激情在语言！开心一刻，幸福一世，让爱情入住，幸福永远！

无穷的乐，无尽的爱，取之不竭，用之不完！我要对你高喊，我要对你誓言！不管是黑夜，还是白天，我要与你缠绵，我要为你捐躯，我要为你奉献！

## 望着蓝天，我想飞翔

一阵雨过后，吹来一阵风；风吹过，留下一片白云；白云飘去，留下一片蓝天；望着蓝天，什么都不想，只要展翅飞翔！可是，没有翅膀，细长的双臂根本不会有在空中拍打的力量，尽管手掌奇大，空气是如此的轻飘飘，心脏是如此的活跃，天空实在是太澔渺。

飞吧，尽管缺少翅膀，阳光雨露照样会落在身上，尘土飞扬的日子就算是军号，还有何不一样。走上山顶，那就象白日梦，在云里穿行，在雾里走动，比飞翔还飞翔。不小心，哗啦，哗啦，掉下悬崖，赶快张开双臂吧，现在来真的哪！真的飞翔起来，速度很快，快得连思维都赶不上想象。

身体往下掉，脑袋懵了，开始"轰轰"作响，睁开眼睛，才发现风是自己的气场，在关键时刻却没有一丝一毫的阻扰，身体继续往下掉，往下掉，眼看就要将大地碰到，粉身碎骨，蹊跷，蹊跷！

人飞呀飞，脚蹬呀蹬，直至发现全身大汗淋漓，双脚将被子蹬暴，床前露出一片红红的曙光。

## 让我变成一根针

让我变成一根针，带着微小的锋芒，指向远方！不怕艰难险阻，不怕荆棘海洋，掉了就掉了，不需要谁去拼命与刻意寻找！即使断裂，有一个顶点；即使再断裂，还有另外一个顶点；仍然坚强如初！

我需要空间吗？ 不必了，因为我有最小的身躯；我需要时间吗？ 也不必了，因为我已经有了永恒的尽头，我不愿意与其他东西一起膨胀，一起缩小，一起折腾与无聊！你用我就用我，不用我就扔掉，反正我一刻都不会惆怅，不会抱怨，因为我的任务就是穿线与搭桥。

我是一根针。找不到我不是我的错，是因为你认为我没有生命与良心。可是，我是一根永不生锈的神针，有时暗淡，有时发光，我无所谓在什么地方隐藏，我知道自己在什么地方。

我，一根永不磨灭的神针，等待着去刺激并不敏感的神经，疏通闭塞的血管，编织人生美丽的图案，造就绚丽多彩的风姿！

# 寓言
## 《黑与白的故事》

黑与白本来是世界对比度最大的颜色，也是基本色，可是许多人并不注意它们，并不爱它们。只有等到白天的消失，人们才知道白天是如此珍贵；只有从黑夜熬到天亮，人们才知道黑夜是如此漫长。

可是，当困倦了，又期盼着黑夜的来临。白天黑夜是宇宙最完美的交替，可以包容万物；白底黑字，是世界上最好的搭配，可以写出最美的语言；太极世界是无极世界，就是黑与白组成的完美无缺的阴阳世界。

下面就是有关白天与黑夜衍生的"黑"与"白"的故事。

有一天，白对黑说："黑！我们一起出去走走吧，我有话对你说！"

黑说："怎么可能，天还没有亮，我还在睡觉呢？"

白说："没有关系，我可以成为闹钟把你闹醒！ 我还可以陪伴你！"

"闹醒？ 我还睡得正香，我才不干呢！"黑说。

白觉得有点尴尬，用手抓一抓头，想了一想，然后说："黑！ 那我坐在你床边等你！ 让你睡到白天自然醒，然后再陪你出去玩！"

黑又进入梦乡，自言自语道："白！ 我看见闪电了，怎么是白色的？"

白在旁边听了，笑一笑，没有吭声。

黑又说梦话了："白！ 下雨了，雨花也是白色的！"

白在旁边没吭声，还是微微一笑。

黑还在继续说梦话，什么"白人"、"白族"、"白鼠"、"白牛"、"白虎"、"白兔"、"白龙"、"白蛇"、"白马"、"白羊"、"白猴"、"白鸡"、"白狗"、"白猪"、"白熊"、"白鸟"、"白鸽"、"白鸭"、"白鱼"、"白脸"、"白眼"、"白手"、"白衣"、"白嫩"、"白雪"、"白水"、"白露"、"白花"、"白纸"、"白山"、"白石"、"白沙"、"白菜"、"白痴"、"白种"、"白费"、"白搭"、"白说"、"白干"、"白宅"、"白楼"、"白宫"、"白门"、"白墙"、"白栏"、"白气"、"白云"、"白手起家"、"白茫茫"、"白条"、"白费力气"、"白璧无瑕"、"白衣战士"、"白费心机"、"白月"、"白日"、"白昼"、"白宇"、"白天"、"白天黑夜"、"白热化"、"白爱"、"白吻"等等。

白在旁边听了,先是微笑,又是好笑,再是大笑,然后是吃惊,接下来是激动,最后是热泪盈眶,不是吗? 黑明明说了"白天黑夜要白热化! 要白吻! 要白爱!"

白看着在睡梦中露出甜蜜微笑的黑,感动得直摇头,简直令他有点难以置信,然后对还在不断说梦话的黑轻轻地说:"黑! 我爱你,让我现在就吻吻你!"

黑还沉浸在梦中,露出迷人的微笑,不断重复着说:"白色、白天、白爱、白吻! 白色、白天、白爱、白吻! 白色、白天、白爱、白吻!"

白听了黑的话,再看看窗外,他的心"咚! 咚!"直跳,说:"黑! 赶快醒来吧,现在是黑与白完全交合的时刻!"

黑在睡梦中听见白的呼叫，突然间睁大眼睛，对白说："白，我们没有白爱！"说完，黑就消失了，只留下白，留下又一天的等待。

一天又一天，一月又一月，一年又一年，白与黑就这样清清白白，勃勃切切，不断地交流，永远地交替，永久地相爱，永恒地重合。

# 人生的方向

这是作者经历的一个真实的故事，告诉人们怎样从失落状态变成一个弹性思维状态，然而得到人生的圆满与快乐，全文包含很深的人生哲理，读者需要仔细理解与阅读才能有大的收获。

文中的梦缘老人是网络笔名，也是现实中的一位高僧，飞儿是另一位网络博客的笔名，浩思先生、浩思天地与浩子是同一人，即本书作者。

浩子好久没有探讨人生了，高兴的时候觉得人生的路越来越长、越走越宽；悲伤的时刻觉得人生的路越来越短、越走越窄。究竟何处是人生的方向呢？浩子是过来之人、不惑之人，可又是不老不嫩的粗人与俗人，自相矛盾之处可以从他的拙文里窥见不止一二。

许多时候，浩子脚踏两只船。一方面，浩子想过梦缘老人一样的、神仙式的清静生活，超神脱俗、读经悟理、传道解惑；另一方面，他又血气方刚，红尘滚滚，家务、事务与杂务缠身，面朝黄土背朝天，东南西北、四书五经与八卦九鼎都要全依托。因此，在常人眼里，浩子也许是不健康的、人格是分裂的、精神是失常的、人体是有罪的。这一些，浩子本人是知道的，但认为是对的，又是死不悔改的。

高兴、失望、懊悔、忧伤、愤怒、痛苦、自残还是自救？浩子找过不少答案，他经常说不知道，也许真的不知道！幸运的是通过写作与交流遇见许多毫不相识的人、从未见过面的人，又是贴心交流的人们。其中，一个偶然机会，浩子接到梦缘老人一个信息，说是飞儿的一篇文章写得很好，连滚带爬去阅读，一看题目，浩子就晕！是"无欲及乐！"

大家都知道，又不是死人，没有欲望怎么会乐呢？浩子想，梦缘老人分明是给浩子出难题吧！要是平时，对于认字认半边的浩子来讲，会走人不看了！可是，今天不一样，浩子闲得无聊，决定把飞儿的这篇文章读完！不读不要紧，一读就被吸引，越读越喜欢，那都是浩子正需要理解的东西，都是浩子曾经认为悟出的东西。殊不知飞儿谈得更高深，更详细。难怪梦缘老人要求浩子必读，看来多听老人劝，不会受饥寒！谢谢大师呵！浩子心里是一阵暗喜。

浩子后来再去读飞儿以前的文章，越看越喜欢，就决定将飞儿过去写的所有文章都仔细读过去。尽管飞儿的文字比较朴实，但是浩子觉得她的文体是小文章大道理类型，而且发现梦缘老人与飞儿的对话处处可见，似乎没有结论，一个抱怨，一个讲理，就像两位仙人在浩瀚的宇宙中论理似的，太精彩了！

浩子自认为是亦仙亦俗之人，决定加入梦缘老人与飞儿讨论的行列，去试一试身手。因为知道是两位高手在论剑(不，是论理)，浩子特别小心，尤其在每一篇文章中留言与评论的时候。好家伙，歪打正着！看见浩子的留言与评语，两位仙人不打了，说原来就是缺少裁判！行呵！浩子当裁判员了！后来，梦缘老人，飞儿与浩子发现他(她)们三人的观点加起来就构成了一个完美的解释：梦缘老人 + 飞儿 + 浩子 = 佛界仙子(梦缘老人) + 地上仙子(飞儿) + 亦仙亦俗(浩子)！！！棒极了。

现在，将梦缘老人、飞儿与浩子的对话作一个摘录，详细内容请参看三人的其它博客文章！相信各位读者读了这篇对话，对人生会有所悟，最好有所大悟，算是梦缘老人、飞儿与浩子献给大家的一个人生礼物！请看如下精彩对话(由梦缘老人指导，飞儿整理，浩子添油加醋发挥)。

飞儿为了一件事情非常痛苦，但领悟说"如果有人打了我的左脸，我把右脸也伸过去。"

浩子评论：有这种想法的人，这种情况也很少发生，或者根本就不会发生。飞儿，有的话我不能多说，希望您多到"浩思天地"的博客网站去领悟大哥的行事方法！您会发现：

如果您快乐，我比您更快乐！
如果您痛苦，我比您更痛苦！
如果您富裕，我比您更富裕！
如果您贫穷，我比您更贫穷！
如果您有情，我比您更有情！
如果您无情，我比您更无情！
如果您无知，我比您更无知！
如果您无聊，我比您更无聊！
如果您无常，我比您更无常！

　　浩子在飞儿的文章后面继续评论说：我也不知道自己是怎么练出来的，也许梦缘大师能帮忙解释，常人看我是"没救了"、"没办法了"、"没治了"、"没的说了"等等！我希望您面对人生，快乐起来！就象有的博客网站一样，表面很差的文章列了一大堆，难到我们就去生它的气吗？ 肯定不会。如果把老兄的文章也列进去，看起来好看，可是，会影响我的生活，我也不会有清静的生活了！所以说，有福之人就是要享受目前的生活，无论是苦、是甜！对吗？

　　浩子在评论中继续补充道：人的欲望是无止境的。您可以尽力去为人民服务，可是，办不到的事情别去责怪自己！我们到底还是人，不是神呵！无怨无悔足已！周公在《易经》里不是也讲到"损"卦吗？ 忙不过来时，该损则损。在善待别人的同时，也要学会要善待自己！否则，自己都崩溃了，怎么有精力、有能力去帮助别人呵？您说对吗？ 就象我自己一样，现在觉得可以帮助好多人，也是因为先善待自己。要是我都先钻进泥土，我还能帮助谁呵？也许这也是属于上天给我大智慧的一种吧。我说这些主要是帮助您清理心里"小妖"带来的反面思绪，您就可以每天开开心心地度人、度己了！

浩子对飞儿说：要注意"阴阳"的配合、"进退"的配合、"苦乐"的配合与'亦仙亦俗'等两相性的配合，否则，翻来复去都是苦海！人身、鬼身都千万不能走"单行道"。

飞儿感悟："修法不可走极端，既是肉身，身处人世，就要辨证的对待人事，而不可一意孤行，偏执而修，实非佛法之境的。"

浩子听了梦缘老人与飞儿的对话，观法得法道："您们的对话已经圆满地解决了'无欲及乐'的问题！那就是我浩子，我的意思是此刻的我，正在阅读您们的对话，胜负、好坏对我都没有关系，我处于一种中性的状态，就是属于'无欲及乐'的一种！不过，可能一个小时后做其它事情又会进入'有欲及悲'的状态了。"

飞儿看了浩子的评论感悟道："无常仙人无处不在，假托肉身行于世，行道义，早已是有欲无欲，收放自如了！"

浩子倾听了飞儿的一个欲与崇拜者交流的未了心愿后，劝飞儿说："主动提出就行了，有什么关系呵！就告诉他，您的一个愿望是与他结交、拜师，但没有勇气往前，但梦缘大师与美国的浩子鼓励您，或者请他与您交谈一次（多次更好！），您的愿望肯定会顺利实现的！如果这个办法不行，请把他的联系方法告诉我，由我来帮您实现，算在我身上，我这点本事还是有的！"

飞儿听了很感动，感悟说："得道之人行于世、解人结，实乃有情有意之人！"

浩子发现飞儿对有关"人、命"很困惑，说："您接触了一个人人面对的主题，不是您的错！人人都是这样：爱与被爱、生存与死亡、快乐与痛苦。有一个办法：向上、向上、再向上，不管通过什么方法！千万千万不能向下，尤其是精神！"

飞儿听了浩子的话，感悟道："肉身立于世，当奋力而搏！"

浩子看见飞儿对凡尘俗事有点困惑，比如过春节时探亲访友、购年货等遇到的困惑，对飞儿鼓励说："要快乐，要过质朴的生活，认了，就这些，尽管生活简单，但也值得留恋！"

飞儿感悟回答说："无常仙人以有欲之身，行无欲之行，一颗平常心！"

浩子对飞儿的随性说法，尤其提到她的一个同事质朴豪爽，酸、甜、苦、辣都无所谓的态度后，说："好一个同事：是'自然'或者是'活佛'！恭喜她了！"

浩子还勉励飞儿道："正如梦缘老人所说，从此，您就找到了人生的方向：自爱与爱人，随便吧，享受吧，世界就是您的，从而不再虚空，因为您已经圆满了！"

飞儿听后信心大增，说："有了内在的动力，和外在激励，应该更加努力！"

浩子观飞儿对日常生活的随性感悟，道："您已经知道超脱！太好了！"

飞儿赞扬浩子说："无常仙人乃性情中人！"

转眼间，鞭炮声响起来，浩子给飞儿的新年贺辞是："新的一年，恭贺新喜！不但今年，而且是永远！永远的快乐。爱情算什么、事业算什么、金钱算什么？ 超越自我，什么都会有的！而且还会有行事如云的自由。"

飞儿感悟梦缘老人的留言后说："谢谢梦缘，我要象你(梦缘老人)一样，站在一个高度，从另外一种境界，而不是将自己放得太低了！"

浩子看后说："说得太对了。心中要有'无我'的状态就会轻松许多，人生也就更美丽了！天外有天，对吗？ 比如今天，谁都没有料到，我什么都不做，什么都不想，就是静下来研究飞儿写的东西！因为，世界在此刻，就是这样运行的，如日食、月食，而不是我决定的，对吗？飞儿！"

浩子读了飞儿的母爱篇道："说得太好了，太正确了！还有就是自己的命了！对小孩子尽力关心爱护，其他应该抱无所谓的态度，只要知道母爱是无私的就行了！"

飞儿感悟道："这就是浩子先生的思维方式，于一种有欲与无欲间的中性状态。"

浩子听了飞儿的无名忧郁与随性说法，评论道："您这一个小例子，说明了很大的问题。无欲及乐，无欲亦苦；有欲及乐，有欲亦苦。我自己终于用亦仙亦俗的行事作风来圆满它。"

浩子面对飞儿遇到的"人、精神与性"的困惑，说："在我那里曾写了两首有关男女之别的打油诗：'男人多半是女人'与'女人多半是男人'。好象我们想到一块儿了！"飞儿看了那两首诗后，认为自己求得内通、释然！

浩子得知飞儿的"情感"后说："这种事情很多，要随缘，我指时间缘、空间缘、人情缘等！不是有'轮回'之说么！下次遇到这种事情，笑一笑就了事。俗话说：退一步，海阔天空嘛！要么就想到还有更好的人在关注着您呢，比如梦缘老人，还有我浩子，还有其他朋友！"

浩子对飞儿的"有欲"和"无欲"之痛，道："无欲的时候就会产生一种失落，失落的时候就会产生一种无欲，也许这就是人们多愁善感的根源，唯独知其变化者能通之，通者则久也，久者则离圆满近也！"

浩子接下来对飞儿说："真正的光明不是油灯，不是电灯，更不是白天，而是脑中的智慧与内心的醒悟！比如，梦缘老人就是一盏闪亮的心灯！"

浩子对飞儿的"年慌"一文中过年的忧虑与困惑评论到："过年走亲访友等世俗事情不是您的错，与修炼无关，因为这是肉身的动作而已，不要与心性混淆。正如梦缘大师所说，'能在日常行事中观察心性的生灭，时世的无常，已经是进步很大了！'说明您比常人高一筹了，也就是多一级浮屠吧！就象大师经常来关心您一样，并不是他'有欲'了，其实说明高一级浮屠对低一级浮屠的包容而已！虽然有苦，但为了度人，苦也舒服，因为成就感远比付出有意义。既是有如此成就感，为什么不去高兴呢？另外，正如梦缘大师看出我的，我是天生有悟性，许多东西是自己悟出来的。对不起，凡是解释中有冲突的地方都以梦缘大师为准。"

浩子观了飞儿的言行，最后提出勉励和期望："有了梦缘大师给您指定的目标，有了我的成长经历与尚方宝剑帮您护航，您的人生将会很完美的，很快乐的！请继续把这个问题探索下去，让后来者也学一学！"

飞儿还客气，评价浩子乃无常仙人，"无处不在"、"不可预知"、"随缘来去"，平常之中见无常，无常之时又有常！

尽管飞儿的评价把浩子抬得那么高，搞得浩子有点不好意思！话说回来，浩子觉得飞儿抓住了人生的一个大题目。浩子鼓励飞儿说："其实您已经在钻研一个博大的论题：'人生的方向'。我建议您从现在就开始逐渐积累这个主题，通过您的经历、困惑与开悟，以我们的交流和对话为基础或者一个开端，完成一部著作，不管是以记实小说、哲学、报告文学或者抒情散文等形式完成。就以您的博客网站为基础先零星发表（或者连载），不断修改，不断完善。其实，您的悟性很高，我才愿意这样说，这样做！我与梦缘大师及其他博客会不断输入评语的，您就随心所欲以您的心情、想法、文字、方式发挥好了，不要担心说错，亦仙亦俗嘛！错了还好纠正。只要心情好、心态好，肯定能写出好文章的，也可以让许多人一起分享这些精神食粮。"

梦缘大师随即补充，给飞儿说："浩子君远见卓识，飞儿心心相印，老夫举手赞成！飞儿发表的几篇《浩子的思想》全部细读，构思和写法挺好！祝你天天进步，日日长功！"

飞儿对梦缘老人说："爱我者，梦缘也；知我者，浩子也！飞儿尽力吧，有不到之处（指做人与作文），请多多包涵！多多指教！"

有心的飞儿最后送给梦缘老人与浩子诗各一首，非常感人。浩子读后激动，尤其很感动，说："读了飞儿的诗与文章，很感动！感觉飞儿已经成为高人，至少离大乘佛与无量佛不远了，我很高兴！但愿人们能像飞儿一样，在短时间内通过心性的磨练就能得道、感恩、赐福、奉献，然后象弥勒佛一样快乐一辈子、受用一辈子、救人一辈子！最终成为'三位一体'的，至高无上的，I AM THAT I AM（我是我就是）的，神在世界所留给人的生活体验！这样，在有形又无形、有常又无常、实实在在又虚无缥缈的大千世界里驰骋，喜怒哀乐地生活而不困惑！这样，梦缘老人与我也高兴，因为地下太恐惧，高处又不甚寒！唯有亦仙亦俗才能不受压迫，独善其身，自由自在，奔向永恒！"

飞儿最后对梦缘、飞儿与浩思之间的对话作了一个小结："梦缘是魂，浩子是身，飞儿是灵性之光，没有魂的灵性之光，不知如何去闪耀。没有身的灵性之光，不知为何而闪耀；异域的地界怎能阻隔我们的相会，那注定的时空距离又让我们遥遥相望。魂的世界充满着浩然正气与凛然风骨，正行着无欲及乐、宏法济世的佛家之本；身的世界依然是犀利尖锐与广结善缘，正行着亦仙亦俗、针砭时弊的道义之本。没有魂与身的灵性之光却是不知道的世界，将游移不定、随处飘摇、居无定所；没有了魂身的依托也就失去了灵性，没有了魂身的关爱也就失去了光亮，只有与魂身二者相伴，灵性之光才能闪烁出天国的光辉！"

梦缘老人看了飞儿的小结评论到："越做越巧，越写越好。再次表扬！"

浩子看了飞儿的小结说："读了飞儿对'人生的方向'的有关材料与对话进行细心的归类，讨论与结论，有如看了一场来自天国的电影，飞儿得满分，浩子也笑了！我已经接到梦缘老人的作业了，会把整个对话润色一下，再反馈给您和梦缘老人收藏！再给朋友们欣赏！注：飞儿，您这篇有意的结论却无意中隐含了一个世界上最大的秘密。很珍贵，怕丢掉，以后告知！我的结论是：对话到此圆满结束，接下来您就开心地拥抱人生吧！具体精神与办事要领就按'对话'办理！"

各位读者朋友，读了无欲极乐与探索了人生的方向，文章到此结束，你能猜出梦缘老人、飞儿与浩子悟出的大道理是什么吗？

# 第八章

# 浩子轶事

俗话说："家丑不可外扬！"许多人，只想取笑别人，隐藏自己；打击别人，抬高自己。浩子却完全不同，他希望尽量抬举别人，打击自己，因为他要嘲讽自己，不但如此，还要大张旗鼓地揭露自己。浩子认为，人，只有这样，才能脱胎换骨，才能真正获得解放、获得新生。

这里，只是选一些浩子的人生片断。虽然故事人物是写浩子，实际上代表了绝大多数浩子这样的男男女女的心声，只是，有许多有识之士还没有表述自己，或者说还来不及表达自己而已。现在，就请大家对号入座吧。

反正作者在前面提过了，浩子的经历也是大众的经历，浩子的遭遇也是大众的遭遇，浩子的智慧也是大众的智慧。

## 浩子改名

是的，出于种种原因，浩子以前改过很多名；但是，为了不出名，又隐过很多名。正如老子所说："名可名，非恒名；道可道，非恒道！"

浩子改名，已经由来已久，而每次改名要么是生活所需，要么是形势所迫，当然，许多时候是无所谓自己的名字，好玩而已。

浩子出生时，不知父母叫他什么名字，估计给大家一样吧，什么"宝宝"、"小宝宝"、"幺儿"、"呱幺儿"、"呱娃子"、"龟儿子"、"娃娃"等等。因为20世纪60年代的中国农村以生产队为单位，小孩子在上学之前可以没有正式名字，改来改去都不会有记录。据浩子父亲讲，他按王家的家族排行"……万春文福，正顺天兴，国泰平安……"，轮到"天"字辈，因此给小浩子取的大名是"王天奇"，小名是"王昌云"。一般小孩子在 7 岁上小学之前，都是用小名称呼，因此，浩子自从有记忆开始，左邻右舍与亲戚朋友都叫他为"昌云"、"昌云云"、"王昌云"、"昌云儿"等，一直到 1971 年上小学为止，居然没有人叫过浩子的大名（正名）－王天奇。

满 7 岁，该上小学了，当时规定了几个上学的条件：能够说出自己的名字，能够数到 100。见小浩子顺利过关，启蒙老师似乎露出开心的微笑，对浩子说："好，可以牵你的牛鼻子了！"当时对小孩子入学有一种"牵牛鼻子"的说法，意思是上了学就象牛一样被拴住，没有自由了。开始，浩子很傻，还真的以为有绳子从鼻孔里穿过被拴住，到处被人牵着走呢！当时吓得浩子全身发抖。

到了小学三年级，浩子已经能识字了。一天，看见自家墙上帖了一幅革命宣传画，是一只红缨枪戳在一个被丑化的人屁股上，那画中人看起来有多狼狈就有多狼狈。浩子仔细看印在上面的字，是"打倒反革命份子刘少奇！"浩子眼尖，觉得"刘少奇"的奇与自己的"王天奇"有一个"奇"字相同，感觉受到极大的屈辱。后来搞清刘少奇的身份后，自己擅自决定改名为"王天齐！"浩子把改名的理由正式通知父亲，父亲一脸迷雾，不但没有反对，还说改得好。后来，浩子猜测父亲没有反对浩子改名的原因有几点：第一，王姓未变；第二，名字的排行"天"字未变；第三，"奇"改"齐"发音未变，从意思上说不定更好，更有气派。就这样，在作业本、教科书的封页上，到处都把自己的名字写成"王天齐"了。其间，同学、教师们几乎毫无察觉，尽管有人有时"奇"与"齐"并用，还经常叫浩子为"王天官"、"齐天大圣"、"猴哥"、"孙悟空"、"孙猴子"、"王老大"等歪名，浩子后来将"王天齐"三个字用在所有的户口薄、奖状、证书、学术著作与文章署名上。

　　"王天齐"这个名字给浩子的奋斗经历带来难以述说的鼓励，但也惹来不少非议。就说非议吧，大学时主管学生工作的王老师给系里有关老师说，从名字看，"王天齐"这个名字了不得，不得了，想与天一样齐。可想而知，团支部书记后来告诉浩子，王老师从名字上判断，觉得王天齐这个人有"野心"咯，不能重用，一直阻碍提名他当班干部等，即使学习好也不行。虽然事小，浩子心中有数，后来领导想叫浩子当个班上的劳动委员，浩子也觉得农民已经当够了，断然谢绝。然而，浩子一心扑在学习上，想想还是将来成名成家吧！

　　经过刻苦努力，考上中国科学院的硕士研究生后，1985 年浩子到了上海。没有想到，研究生处的领导又对浩子的正名"王天齐"大加议论，当然，赞赏的语气比较明显，毕竟浩子考的分数比较高；再说，上海人也比较开化，人们不会将浩子的名字与政治野心划上等号。

没有想到的是，1993年到美国攻读博士学位。那时，浩子发现许多中国人都改了一个时髦的英文名字，什么"吉米"、"大卫"、"约翰"、"菲尔"等不一而足。轮到浩子面对这个问题时，因为王天齐这个名字太独特了，在英文里找不到适当的英文名字可借用，浩子试过几个名字，比如"丹弟"、"探第"、"但丁"等，后来连外国人都觉得这些名字奇怪，而被浩子自己否决了。怎么办呢？浩子的指导教授干脆叫浩子为"TW"，他很聪明，"TW"既好称呼，又是浩子的名字。

"王"与"天"的汉语拼音字母缩写，乃至浩子后来发表的所有几十篇英文论文就用"Tianqi Wang"、"T.Q.Wang"、"T.Wang"署名了。

作为一个不但探索的人，浩子觉得自己的学术水平已经到了一个相对顶峰状态，不愿在后半辈子干同样的事情，就决定改行，1998年开始下海经商了。经商遇到的第一个问题。也是名字的叫法问题。浩子决定再改名。想了很多名字，决定用"提末太（TIMOTHY）"这个名字。在一次美国人举行的晚会上，别人问浩子叫什么名字，浩子理直气壮地说是"TIM"，很得意的样子。过了一段时间，一位善意的美国朋友问浩子："你为什么改名字为提末太呢？王天齐（TIANQI WANG）不是很好吗？"浩子得意地解释，朋友却说出了一句几乎可以改变浩子人生的话：
"你看起来不像提末太！"

后来，浩子到处了解，发现原来"提末太"
是《圣经》里面描述的先知之一，是西方人人皆
知的人物，浩子改名为"TIMOTHY"，当然不像
了。从此以后，浩子改回原来名字，并简称"T
Q"，结果不管是什么地方的人，都喜欢叫"T
Q"，还说 TQ 很棒！

这么多年来，有许多外国朋友都问起浩子，
"王天齐"代表什么意思？浩子首先问他们有没
有心脏病，如果没有心脏病的话，可以得到准确
答案；如果有心脏病，那就免了。所有的人都好
奇，都要求得到准确解释。当浩子津津道来：
"王的意思是国王，天的意思是天堂，齐的意思
呢就是与天一样大，一样高，你说我的名字是什
么？"外国朋友们一听，都说"My God!"（意
思是说"我的神"），然后，大家露出一阵开心
的大笑。一次，到教堂去，牧师又问浩子的名
字，浩子如实告知后说："魏牧师，我的名字与
上帝的名字一样，要不要改个名字呢？"他说：
"不用改，不用改，正好紧跟上帝，与上帝看齐
嘛！哈哈哈！！！"大家笑得很爽。

一天晚上在朋友家聚会，牌桌上有人叫浩子
为 TQ，有一个见过几次面的新朋友感到奇怪，
说："你的名字是王天齐，他们怎么叫你 TQ
呢？"大家都一阵大笑，搞得那位新牌友更觉新
奇，看了一眼浩子，希望得到答复。浩子顺水推
舟说："对呵，TQ 也是我的名字！"然后侧头
对旁边一位老朋友说："我又有个新名字了。"

她说："是吗？叫什么？""叫浩子！""那不成耗子了吗？还是叫你 TQ 好！"朋友好言相劝。最后，浩子对朋友大言不惭地说："主要现在想写将来能够成为经典的东西，还是应该与老子、孔子、庄子等经典名人并列比较好！"朋友听了，居然出错手中的牌，还笑得差点碰倒面前的茶杯。

后来有了网络，为了写作方便，作者又使用了"浩思天地"、"浩思"、"浩子"、"天地先生"等，直到把自己的名字全部放弃，使用浩子为止。浩子想，在《浩子的智慧》等正式发表后，可能从地球上销声匿迹，回归大自然，真正做到"来无踪，去无影！到时，山石塑浩身，天地无间道；鸟雀陪天使，鲜花助子笑！美哉！

# 浩子务农

二十世纪 70 年代，"万般皆下品，唯有读书高"的口号在批林（林彪）批孔（孔子）的运动中也被批判，逐渐被"工业学大庆"、"农业学大寨"、"全国学人民解放军"的口号代替，反过来向考试交白卷的张铁生、反对学习外语的黄帅学习。广大知识青年也积极响应毛泽东主席的号召上山下乡，接受贫下中农再教育。浩子那时还小，本来生在农村，也不属于什么知识青年，务农就成了天经地义的事情。

看见第一批知识青年来插队，浩子才 12
岁，很高兴，也觉得很新鲜，就带着城里来的知
青到田边、河边四处转。其实，那时浩子已经是
有五年种地经验的农民了，如果从 7 岁学习插秧
开始计算的话。四川是天府之国，物产丰富，种
的庄稼种类也自然很多。比如，浩子亲手种过的
主要庄稼就有水稻、小麦、大麦、玉米、红薯、
马铃薯、花生、大豆、蚕豆、油菜、甘蔗；主要
蔬菜品种及药材如大白菜、卷心菜、冬寒菜、白
萝卜、胡萝卜、川芎、大蒜、生姜、洋葱、香
葱、大葱、韭菜；亲手养过的主要动物就有羊、
牛、兔、鸡、狗、猪等。

说起来，熟悉农产品的种类是一回事，了解
整个生产过程却是比较复杂的，因为产量与质量
会决定一切。尤其农民靠天吃饭，那种忧虑是一
般人无法理解的。比如，即使水稻已经收割回
家，如果天气不好，稻谷就要生霉腐烂，农民不
但忍饥挨饿，而且还欠国家的公粮。如果久旱无
雨，通常会颗粒无收。另外，还要担心虫灾、病
灾、水灾、小偷小摸等。

也许，务农最快乐的不只是丰收，而是大家
一起劳动时交流的快乐。务农最大的痛苦不是种
庄稼，而是收割庄稼，因为前者可以细水长流，
而后者却很集中，是让农民最操心，也最容易忙
出病的时候。比如说用手工收割小麦，有手割、

脱粒、晒干等过程。平时很喜欢吃的白面馒头，收割的季节却不想吃，因为太累了，再加上灰尘满天、昆虫满地，满鼻孔都是灰，没有喝水，很容易患肺病。难怪，当时要是谁能活到五十岁还没有生大病，已经很高兴了。

后来，浩子上农学院，曾经发誓要改变落后的农业生产面貌，谁知由于各种原因，没有改变农村，反而改行了。是呀，改变自己容易，改变别人却很艰难。

## 浩子喂猪

人有人相，猪有猪福，浩子喂猪，虽然辛苦，居然也沾了不少猪一样的福气与运气。与猪打交道，最大的本事就是要不怕脏、不怕臭，吃喝拉撒都将就。虽然每头猪最后都付出了生命的代价，被人类饱口福时不满两岁，但是没有一头猪是不快乐的，即使饿了向主人要食，也会发出世界上最幽默的吼叫。

浩子佩服猪，尤其是猪的胸怀与肚量。猪，是合群的，虽然有时为了争食，会偶尔挤几下，但从来不会对同伴有敌海深仇，往往在危急时刻还互相引路，互相保护。猪睡觉时，总是会互相挤在一起，一起抱团取暖；在困难时刻，往往显示出极大的耐心与安静，露出号称"猪坚强"的本色。

猪会感恩，当遇到美食或者饱腹一餐后，会给主人唱起最原始但是美丽的颂歌；当猪将笼子搞得一团糟，从而受到主人的训斥时，也会很听话而改过自新。猪很本份，不是志短，只是源于没有成长的机会，没有学习的机会，没有自己的目的。

浩子喂猪，感觉最艰难的就是猪饲料。困难年代养猪，人都吃不饱，更不说猪了，因此，除了喂人的剩汤剩水外，全靠割野草喂猪。由于年纪小不懂事，浩子割猪草总是很马虎，几乎是先与伙伴们一起玩到天黑，再匆匆忙忙割点猪草，有时割的草很少，回家怕奶奶骂，总是在进屋前将背篓里的猪草抖松，或者用树枝撑得满满的，企图蒙混过关。看来，浩子作弊在 5 岁那时就开始了，不过，生活所迫，情有可原。

养猪是辛苦的，最辛苦的就是每日必须重复同一件事：不停地割草，不停地烧喂猪水，不停地准备猪食。经常看见奶奶与母亲拖着疲惫不堪的身体，还要操心喂猪的事情，浩子不免心酸。如果不养猪，农民的经济更困难，逢年过节，割肉打酒，学费杂费，几乎全靠那卖猪的几十元钱来调剂了。

浩子养猪那年代，土是黄的、屋是漏的、猪是黑的、人是瘦的，唱的歌与猪一样，是哼的！想起猪的命运，浩子总是问自己：人类与猪有何两样，干吗对自己的历史那样在乎？

## 浩子放牛

养牛的人在中国称为放牛娃，在西方称为牛仔（COW BOY）。作为牛仔之一，浩子也经历了放牛娃的喜怒哀乐。

牛仔最喜欢的是骑牛，除了省力气，骑在牛背上还有高瞻远瞩之感。尤其是牛仔们戴着瓜皮帽、草帽或者头巾，拿着土制的各种火枪，骑在牛背上耀武扬威地高喊冲啊、杀呵的场面，真有几分野味。当然，如果有人养的是小牛，自然不能骑，否则很难长大。浩子的一个同伴由于骑小牛经常挨他父亲打，因为牛长不大就很难用于耕地。

牛仔们经常喜欢成群结队，一起放牧，一起玩耍，一起做恶作剧。可以说，如果一个考古学家没有当过牛仔，是很难了解原始文化、翻译原始文字的，牛仔们聚在一起时的创造力实在让人惊讶，包括各种古怪的语言、动作、新闻、玩具、游戏等。另外，乡里乡外的牛仔总是会发生打架斗殴，从中取乐。可以说，浩子听到的传说十有八九都来自于牛仔们打堆时的闲聊。

牛仔最讨厌的季节是冬季。无论天寒地冻，在其他人还躲在被窝里的时候，牛仔们却要一早起床将牛牵出去走动，热身。当然，牛仔们也讨厌节日的到来。众人过节，牛仔们还得陪同自己的牛过节。夏季是牛仔最喜欢的季节了，由于水草丰富，牛很快就能吃饱，于是，牛仔们将牛拴在树上或者大石头上，然后到处钓鱼、打猎、打朴克牌、玩游戏等。

有人说狗是最有灵性，其实，牛的喜怒哀乐也与人一样。当一头公牛与一头母牛发生艳遇时的喜悦，不亚于一个明星演员签到一个演出角色时露出的神色；当一头牛吃了别人的庄稼或者犯了别的错误，被主人痛打落泪时的悲伤，不亚于一个贪官污吏被送进监狱时的悔恨；当一头牛被牛仔欺负过头，也会奋起反抗乃至致牛仔于死地。

浩子还为母牛当了一次接生员。那时，发现母牛不吃不喝，情绪不安，牵着不走，打也不动，突然发现母牛后腿发软，原来小牛犊要出生了，吓得浩子不知所措，赶快叫了旁边一个大汉子在那里等候，小牛的身子还未着地就被那男子抱起。后来，发现小牛居然在半小时不到的时间里就能自己站起来独立行走，比人类的婴儿强多了。

也许，牛仔最不能忍受的就是牛身上的体外寄生虫，如牛虱、牛皮癣、牛蜱等。这些寄生虫与病不但让牛身体发痒，也让放牛娃全身发痒，感染。当然，许多时候牛仔也就成为"肮脏"的代名词。

"俯首甘为孺子牛！"那是鲁迅的文字，浩子知道，没有一头牛会同意鲁迅的说法，因为每一头牛在耕地时，都是愤愤不平的。浩子认为，鲁迅肯定没有当过牛仔，否则，他的话会改为："俯首也不甘为孺子牛！"

## 浩子挑粪

粪，从字形分析，是大、小米下肚，即为大、小便也。虽然现在浩子整日云里、雾里，却从来不忘过去在农村挑粪、泼粪的经历。80年代的农村，化肥很少，也很贵，农村一般用猪粪、牛粪等人畜肥料与水勾兑来浇灌蔬菜、庄稼等农作物。尽管当今号召食用绿色食品，化学肥料也少用了，但还是少不了使用农家肥。

由于没有办法增加额外的收入，农村孩子普遍很小就开始帮助家里操持家务，比如放牛、赶鸭、养猪、割草、挑粪、施肥、砍柴、烧饭、种菜、插秧、耕地、收割等。浩子什么都干，一直达到能够取到老婆的标准为止，不然，麻烦很不小。按当地的说法是，男主外，女主内。男人如果不懂种庄稼，那将会大难临头的。现在想想，还是很好的生活经历，虽然很苦。

说起挑粪，那是用简易木桶装粪水，用扁担肩挑，力大的男子汉挑满桶，力小的小男子汉如浩子，则只能挑大半桶。除了挑粪外，还得将粪水撒到田里去，尽管很小心，粪便经常赃身。有趣的是，年青人总是要玩一点"泼粪游戏"，见到谁穿的衣服稍微干净一点，或者新一点，尤其是那些正在热恋中而且比较注意形象的未婚夫免不了被其他嫉妒的小伙子们浇得全身是粪便。

通常，用带柄的小粪瓢舀粪，有时，粪便不够，还得爬到粪坑里去用手挖，这时，像浩子这样的小青年就得打先锋了，裤腿一卷，就得跳下坑去，最后得到大人们的表扬，或者不扣工分就是最大的奖赏。有时，学校会来调查学生回家的表现，作为评选三好、五好生的参考。那时的浩子是比较要强，当然要争表现了。

浩子挑粪时，记得人比较瘦小，力气不够，背驮得像弯弓一样。遇到扁担经常裂缝，皮肤绞进裂缝时，如钻心一样的疼，每天晚上回家，就会发现肩膀被磨破的皮，有时，好几天恢复不过来。直到肩膀磨出茧来，才为自己感到骄傲，觉得自己终于成为男子汉，可以挑更重的东西为止。不然，人人都会鄙视那些不能干的人，一种最原始的竞争会让人发奋图强。未婚女青年也将身强力壮者作为首选伴侣，那是现实生活的要求。相应地，身体弱小的男子，也只能配上嫁不出去的女子，成立的家庭也经常成为农村困难户。

后来，浩子干过的每一件事情，没有一件是比挑粪更辛苦的，更不认为读书是件辛苦的事情，而是从中取乐。幸福不用口说，也许需要用扁担来丈量。

## 浩子卖鸡

生乎寒舍，行于乡土，迷之于炊烟，浩子者，与土鳖共串，与鱼共游，与鸡、猪、狗、牛、羊共舞也。

初中三年级时，学校即将开学，为了筹足学费，浩子身背一大兜萝卜到集市上卖。夏末的集市，人山人海，割肉、卖菜、卖花、卖鸟笼子、要饭等什么人都有。对浩子来说，不在乎别的，只要有人来买萝卜就行了，"多少钱一斤？""五分半！"来人拿起萝卜看了看，走了。等一会，又来了一个人，浩子想，降点价，说不定就有人买了。那人先看看浩子，再看看萝卜，"这萝卜老不老啊？"浩子一惊，说："少数几个有点起棉花条了！"那个买主没有给价又走了。等啊等，还是没有人买浩子的萝卜。同伴背着空背兜过来给浩子说，他的萝卜已经卖掉了，一问，知道是七分钱一斤卖掉的，而自己没有运气，浩子有点急了。

已经是下午三点过了，街上的行人越来越稀少，浩子的萝卜还没有卖掉，只见浩子急得满头是汗，眼睛在西晒的太阳下眯成了缝，手抓着肚子，明显是饿了。正在纳闷，有人问："这萝卜咋个卖？多少钱一斤？""三分吧！"浩子头也不抬，很干脆地说。不对，声音有点熟悉，浩子抬头一看，原来买萝卜的是沈老师，那位学校个子最高的。浩子后悔没有早一点躲藏起来。"怎么办？"浩子有点为难了，"世上哪有学生卖东西给老师要收钱的事！"他想。

"老师，这萝卜不要钱，你拿去就行了！"

浩子很大方，把从他奶奶那里学到的语言也用上了。当沈老师坚持把钱递到浩子手里时，浩子真的不知所措，有点不自然，应该是"羞愧"，有点无地自容的那种羞愧。天快黑了，萝卜还剩下一半没有卖掉，浩子只得将萝卜背回家，又累，又重，他决定以后再不卖萝卜了，可是，有什么办法呢？

学费还是没有凑够，妈妈又对浩子说："萝卜卖不了，那你明天卖那只大公鸡去吧！反正你爸也不敢杀鸡。""卖鸡，那不是更难看吗？浩子不去。"浩子有点胆怯。第二天，浩子还是壮着胆子卖鸡去了。浩子最怕的又是碰见自己的老师，虽然是事实，怕别人说自己老是卖东西，还有没有尊严啊。他会觉得很不好意思，人穷志短，没有办法。不料，老师还没有碰到，半路上却遇到自己的好同学。那同学比较"直"，是比较喜欢"揭短"的那种人。同学比较富裕，与浩子比较好，他爸爸还是学校的校长。他比较喜欢浩子的独行风格，还有浩子那点灵气，浩子平时就很羡慕他，毕竟农村不愁吃穿的人还是很少。与浩子卖东西换钱相反，同学需要什么都用钱买，因为他爸爸拿固定工资，兜里还是有几个钱，算是当地条件很好的家庭。只听同学远处高喊："喂！浩子，做啥子？"浩子当然不敢说"去卖鸡"了，不过，还是被同学发现了，这事就在同学之间被传为笑话。从那时起，直到高中毕业，浩子最直接的感受就是男同学与自己越来接近，女同学与自己越来越远了，究竟别人传来的眼神是火、是冰、是情，还是关爱，浩子已经分不清了，也无意分清。

后来，浩子远走高飞了，离萝卜与鸡的距离也就越来越远。到美国后，浩子吃了许多鸡，但仍然不喜欢吃萝卜。

## 浩子相亲

男大当婚，女大当嫁，说来并不奇怪，可是，相亲的事情让浩子烦恼了很长一段时间。

那是 1980 年，由于浩子差几分未被大学录取，又没有报考中等专科学校，再由于是农村户口，技工学校又没有资格上，那就只得回家务农了。那是一段痛苦的日子，似乎，世界已经远离他，时间停滞，而婚姻大事则离浩子越来越近。浩子知道，农村的婚姻，其目的就是成家生小孩，那实在恐怖，自己都还吃不饱、穿不暖，自己没有考上大学就是因为家里太穷，学习条件差，无缘上住读的好学校，只能天不亮赶路去上学，天黑了又摸回家，那日子真苦，怎能忍心又轮回给自己的下一代呢？

浩子家的房顶是草盖的，杜甫的"茅屋为秋风所破歌"那种，又是漏雨的季节，浩子家里请戴叔叔来帮忙换屋顶。戴叔叔是个热心人，乡里乡外都帮这、帮那，屋顶上的话题就像今天的广播、电视里的"作秀节目（TALK SHOW）"，那话题可多了，从谁谁进去了（坐监牢），谁家的

222

东西被偷了，谁强奸谁了，谁偷人了，谁考上了，谁落选了等等。听到"落选"两个字，那就该刺激浩子的神经了，知道有戏唱了。"嘿！浩子，考得怎么样？""完了！""什么完了？""没有考上呗！""那就算了，该取个媳妇了！"浩子一听，脸就沉下来，心一震，差点没从房顶上掉下去。

那戴叔叔还真是认真起来，午饭时给浩子的父母正儿八经提亲了，说是他家邻居姑娘如何如何好，如何如何贤惠，相貌也不错，初中毕业。浩子一听初中毕业，又哽住了，心想自己高中毕业还这么差，怎么办啊？

最后，浩子没有答应是去相亲，还是不去，人也没有见过，这事就给拖下来了。浩子决定来年再考一次大学，后来进了补习班，还真的考上大学，远走高飞了。不过，一直觉得对不起戴叔叔，也对不起那位姑娘（那姑娘现在可能已经是奶奶了吧，浩子一直没有敢问，也不去问）。

浩子心想，早迟要给这位戴叔叔谢恩，戴叔叔虽然没有喝到浩子的媒子酒，总是一份人情。当然，那位猜想已经做"奶奶"的，浩子是不会去见面的，千万不能，否则会毁了心里美丽的"未知数"。不过，浩子已经给远方父母讲了："平时见到戴叔叔，别忘了给他点酒钱，如果……"浩子也没有解释说是什么"如果"了。

到现在都还没有说清楚，以后再说了。猜猜浩子的父母那时怎么说："知道！！！"然后，那开心笑的样子，与笑星赵本山表演的人物差不多！

## 浩子当民兵

　　浩子想，许多人看着这题目就会发笑，怎么浩子又要谈当民兵了？ 请别急，先收住你的心，捂着你的嘴，看完再笑。

　　小时候，由于在乡下，条件差，交通工具不发达，道路也狭窄，经常光着脚丫在泥泞的道路上行走，奔跑。经常是打喷嚏不着边际，裤子湿了不说，还经常把鞋子搞丢。那时丢掉一双鞋子就象当今有的人失去配偶一样痛苦，因为即使比较富裕的人家，一年大概也不会买三双鞋。

　　浩子更绝，专门穿军用胶鞋。喜欢穿军用鞋有几个原因，一是精神，二是舒适，三是耐穿，还有好不好别人看不出来，无法比较，就不会有自卑感(从那时开始，浩子就是死要面子的人，不过没有到活受罪的地步)。如果正宗的军用胶鞋买不起，或者搞不到，穿那样子的土制军用鞋也行。怪浩子脚大，又长得快，每次新鞋一帖上脚就顶牢，三天就可见乌龟头一样的大脚趾露出来，减去脚指甲也不行，真是苦了浩子，也苦了浩子父母！

　　是呵，大一号就会多一角几毛钱，还是挺心疼的，那几毛钱是农村一个成人劳动力一天的工分。不过，妈妈鼓励浩子，不要紧，长大当解放军去，什么大码子的鞋都有。从那时算起，浩子更加崇拜解放军叔叔！每次看见军人路过，浩子就会注意他的脚有多大。有一次，听有人在叫首长，浩子往那首长模样的人望去，个头不高，脚也不大，浩子就犯晕，这人脚那么小怎么好当首长！心想，完了，浩子脚大只能当炊事班班长了！

　　倒霉的不是脚大，而是脚大引起的平脚板。大家知道，想去当兵，平脚板第一关就过不了，因为都知道平脚板的人没骨气，或者说骨气不够，不灵活，跑不动，跑不远。当时机械化装备很少，大部分都是步兵和铁道兵，因此，搞得浩子沮丧了许多个不眠之夜。是呀！当时还没有恢复高考制度，农村娃儿要想出远门(注意，不是出头)，要么当兵，要么学手艺！学手艺学什么呢：泥工，木工，裁缝，篾匠(好听一点是竹编艺术)，瓦匠(制瓦)，陶匠(烧陶瓷罐罐)，鞭鞭匠(原始的经纪人)，算命匠(原始的心理学家)，再有就是各种工匠与养殖专业户，浩子觉得远不止七十二行。遗憾的是，浩子就是烦学什么手艺！不是人不聪明，学手艺也没有什么不好，主要原因是规矩太多，而且拜师学艺的周期太长，想知道吗？ 3 至 5 年，人生有几个三至五年啊！有的徒弟三年过去了，还只能旁边站，递烟，倒水，扫地，送材料之类！浩子是急性子人，一开始就不走这条路，还是决定当兵去！

　　正准备硬着头皮给公社武装部高部长讲讲想法，中越边境的自卫反击战打响了，浩子激动了很久。不过开始也吓得有点发抖，经过努力，后来镇住气了！结果，当兵没有当成，就被编进预备役部队！心中也暗喜，就不用检查脚了，嗯，吻吻咱的大脚，顺利过关了！

整个半年都在军训，在那黑石河边做瞄准、练操等，临近结束考查，终于打了三枪，不说十环了，人一紧张，子弹飞到哪儿都不知道，脸红，脚也痒！从此，再没有摸过枪！后来参加高考，走了，失去了最终当兵的机会。

## 浩子读书

俗话说："道不远人。"可是，不读书，何识道；不识道，又怎么能行道？"读万卷书，行万里路"，那是一个远古的承诺；"读书破万卷，下笔如有神"，那是人人皆知的道理。除跟风走雨外，在读书方面，浩子曾面临巨大的压力，另辟蹊径，开出一条适合自己的读书之路。

"面朝黄土背朝天，鸡鸣而作夜来眠"是旧时农村的写照。小时候，农村除了教科书与几本连环画外，几乎没有任何课外读物。可是，父亲经常挂在嘴边的圣人语录："万般皆下品，唯有读书高"，常常在耳边响起，似乎成了读书的主要理由。

当时的社会有一个特殊现象，就是人民公社在每个村庄都安装了高音喇叭，把各个村庄连起来，要传达文件、抓小偷、开公判大会等，只要领导在高音喇叭里宣布就行了；另外，在规定的早、中、晚某个时间，播放中央人民广播电台的新闻联播节目与当地广播电台的天气预报节目。浩子抓住时机，除了在上学与放学回家途中学习听普通话、标准四川话外，还真的往耳里灌了不少有关时势性的东西。

比较巧的是，生产队定了一份报纸，浩子每天基本上要把四页版面的四川日报读一遍，一边听广播，一边看报，就把不识多少字的父、母亲的压力解除了，有时，生产队开会读报，还被队长推荐成读报员，很受鼓舞。久而久之，浩子的语文成绩一直保持在较好水平。

由于文化生活单调，大多数农民青年也喜欢读书，而且大家也喜欢互相传阅新借来的图书。浩子也把叔叔每次从朋友那里借回家的书偷偷读完，而且心满意足，经常与同伴们比试，看谁读的书多。但是，说起来都害羞，高中都毕业了，还没有读过《三国演义》、《红楼梦》、《水浒传》、《西游记》等名著的全集，只是从连环画或者电影作品里了解一些。当时，还受到一些名间谣传，说什么："读了《红楼梦》，官都不想做！"天哪，那时浩子想脱贫致富，更不敢读这些书而深受其害了。曾经想偷看《红楼梦》，也因为部分章节文字刺眼而赶快打住。比如，读到贾宝玉与袭人偷试云雨情的章节，作为青春发育期的浩子来说，一受刺激，根本就受不了。浩子怕影响身心健康，《一双绣花鞋》等也只能听一听，别人推荐的黄色手抄本比如《少女之心》等坚决拒绝不看。因此，高中以前只能读高玉宝的自传体小说《高玉宝》、高尔基的《我的大学》与《钢铁是怎样炼成的》等。

自从上大学开始，时间越来越紧迫，更没有时间来欣赏那些名著了，后来就一直搁下来。怎么办呢？还是根据别人的推荐，读了《战争与和平》、《屠格涅夫传》与《巨人》等。浩子知道自己看的文学书籍太少，进入社会肯定会落后，后来调整策略，从读文学评论入手，看看专家在推荐什么，或者说些什么。另外，有幸开始在专业之外钻研有关哲学、社会学与心理学的书籍，结果大开眼界。浩子反而发现看故事性的书籍是浪费时间，决定等到老的时候再慢慢欣赏吧。

后来到美国后，结合自己掌握的自然科学基础知识，读了一些有关宗教的书籍，眼界打开后，反过来钻研中国的古代哲学书籍，如《易经》等，完成了自己人生的读书周期与知识系统架构，终于有了回归的感觉，也终于明白否极泰来、乾坤轮转、以天对天、以人对人的大道理。

今天，当看见无数的人，还在钻牛角尖，还在各种虚幻故事中重复盘旋、浪费青春的时候，浩子感叹："文有千篇，道有几何？"尽管人生的最佳途径是跟着感觉走，可是，许多情况下，许多读书少的人，或者没有读到好书的人，是不会有太好感觉的，尽管有时很幸运。浩子还是同意圣人孔子所说："学而优则士。"因此，还是建议活到老，学到老。

# 浩子经商

大学二年级的夏天，浩子照例回四川都江堰老家度暑假。暑假的任务通常是帮助家里忙点农活，然后是走亲访友。那个年代，因为贫穷，除了回家乡汇报外，农村大学生根本就没有多少旅游的概念，不是想不到，而是做不到。

有一天，在田间转悠，浩子发现农民种了许多花草，有的已经长了很高，有的还得了叶斑病、花叶病、炭蛆病等，显然缺少买主，让人心疼。

浩子与农户交流后，才知道卖花草难的问题，花农们为此而十分苦恼。当时各地的房地产开发项目很少，有几条新的公路开始新建，需要种绿化带，可是，一般人没有关系根本进不了这种生意圈子。怎么办？浩子决定到附近的几个国有园艺场跑一跑。

于是，浩子花了几天时间到郫县、温江县、崇庆县等园艺场去联系生意。尽管各个园艺场已经栽满各种苗木花草，但总是需要增加一些品种或者数量。

　　既不懂行贿，又不懂生意，浩子打出的牌子是大学生，而且是西南农学院（现在与西南师范大学合并改为西南大学）的大学生，总是能与对方找到一些话题，比如某某某就从同一学校毕业的，现在是某局长、某副县长等。这一招还很管用，再加上对方听说浩子是植保系的学生，熟知花草树木的病、虫害知识，兴趣自然而增加。最后，浩子才说明来意：有一些花草需要廉价出售。注意，号称是廉价出售。

　　通常，农村花草买卖是通过中间商进行的。不但价格低，而且农民很久才能从中间商那里收到款，有的因为拖欠而永远都收不到了。浩子知道这个情况后，深知农民种花草而期盼出售的心情。

　　通过努力与谈判，浩子与崇庆县元通园艺场达成了买卖协议，浩子真大胆，居然还没有回来与农民商量，就当场与园艺场签了买卖合同。合同中对方要求的一个条款比较苛刻，要求没有病害与虫害。浩子以农学院植保系大学生的身份拍着胸口保证质量，对方也不怀疑了。同时，浩子知道，要保证花草里没有虫害与病害几乎是不可能的。怎么办呢？浩子心里想：第一，不怕；第二，在签的合同上稍微做了一点修改，将"乙方保证花草里没有虫害与病害"改成"乙方保证花草里没有病虫害"。为什么要这样改呢？浩子是这样想的，如果对方真的要鸡蛋里面挑骨头，那浩子也有对策，就是科学上只有"病害与虫害"之说，而没有不加标点符号的"病虫害"之说。

合同签好，谢过对方，浩子高高兴兴地踏着自行车回家，向乡亲们宣布了购买花草苗木的消息。浩子明确宣布了需要花草苗木的品种、数量、质量、价格等等，没有想到家家户户都来报名说情，要求帮助出售一点花草以解生活的燃眉之急。

在价格上也是明码出价，老实的浩子不想也不知道多赚钱，向乡亲们说了，自己每一棵万年青或者黄杨只抽取一分钱，其余全部由卖主所得。看见大家的积极性那么高，除了把好病、虫害关口的压力外，浩子心里真的很高兴。忙乎了半天，花草全部准备好！决定第二天一早出发，由每家抽出一个人骑单车送货到二十里外的园艺场。

送货的路上，大家浩浩荡荡，有说有笑，只有 19 岁的浩子成了当天的领头羊，没有人敢说一句不吉利的话，否则，被同去的人不骂死才怪呢。即使浩子不说什么，大家可以想象等米下锅的滋味，心情都悬着，有的还对浩子联系的生意将信将疑，只是不敢说出口而已。

　　到了园艺场，没有想到主管收货的老廖随随便便就验完了，也许太便宜了，或者质量太好了，浩子看得出老廖非常满意的表情。验货合格，大家心情都放松下来，开始说钱了。"现在还没有钱！"老廖的话让浩子吃了一惊，"要到银行去取！"老廖继续说，浩子听了原来是这么回事，只要有钱，谁怕跑腿。结果，一行人又浩浩荡荡跟着老廖骑车到了十里路之外的怀远镇去拿钱。奇怪的是，没有一个人觉得累，也没有一个人说反对或者埋怨的话。

　　拿到钱后，几十个人一起到当地一家餐馆好好的庆祝了一下，浩子也第一次受到大家的尊重。从此，大家叫浩子"王大学"的声调有所改变。值得强调的是，那是浩子第一次"经商"，数数利润：120 元人民币，足够浩子在大学里一学期的学杂费了。那事发生在 1982 年，当时作为一级贫困生，浩子拿到的助学金是每月 17 元 5 角人民币，那是买一双鞋穿 4 年的年代。尽管浩子已经经商多年了，这事至今记忆犹新，成为浩子感到一生最得意的事情之一。

　　到美国后，浩子也没有想到自己会从商，只是偶然的机会，进入商界，从而把自己所学到的各种知识用到与人打交道的过程中。浩子过去提出了"弹性化"学说，即世界不是一个人的，要与人和谐共处，就要随波逐流，在思维弹性化的同时，也要做到拓展自己活动范围的弹性化。只有这样，人才会快乐。

## 浩子动怒

俗话说，事无巨细，人无完人。生活中的浩子，也是一个俗人，有时甚至是一个粗鲁的人，尤其人到中年，遇到不顺心的人和事，还动不动扔杯摔碗，嗓门高过母猪，喉咙粗过大象。

不过，浩子动怒，总是有以下几个原因：被误解，被侮辱，被歧视。说来也许不信，有一次浩子扔酒杯的故事，却让朋友颇加赞赏。

事情是这样的，朋友满怀喜悦请客，将浩子带到她一个好朋友开的餐馆就餐，熟门熟路，想让浩子吃得高兴，喝得痛快。

包厢里张灯结彩，幽雅别致，颇有气氛。朋友也许不知道，浩子酒后喜欢开玩笑，说话也不是很沾边，动不动就自以为是，不顾周边反应，老病复发，因为一点小事不高兴，半句话不投机就要开始扔酒杯了。

朋友见此情形，立即站起身，想想这里是朋友的餐馆，朋友知道多不好，与是拨腿就往外跑。浩子赶紧追上去说明误解原因并道歉。

　　大家又回到包厢坐下来，尽管虚惊一场，有话开始慢慢说了，旁边的人不知道还以为是在演戏呢。

　　这时，服务员走进来，浩子掏出十块钱给服务员，搞得服务员莫名其妙，浩子对服务员说："小姐，请把这钱给你们经理，给经理讲一个客人想扔杯子，请你帮我买一只杯子，让你帮我摔到垃圾桶里，最好摔得粉碎，让我也听到响声！"朋友看见这一切，捂着嘴笑起来，服务员也乖乖的，不声不响地拿着钱离开了，心想，这个人一定有精神病。

　　望天地之悠悠，行人间之琐事；朝为饱腹，晚欢歌，夜行眠，不一乐乎！不过，浩子扔杯子确实扔出了水平，既不伤害他人，也得到发泄的目的了，值得大家学习！人，有时就象一个有精神病的人，需要随时警醒自己，才不至于犯大错。

　　浩子也奇怪，很少征求成人的意见，更不征求同龄人的意见，因为发现周围的人很少说真话，因此，喜欢征求小孩子对自己的看法，小孩无欺嘛。

　　有一天，浩子问小孩："浩子这个人好不好？"小孩回答："好！""那浩子的最大优点与最大缺点是什么？"小孩说："你最大的优点是努力对别人好！"浩子听了很开心，说："好，那最大的缺点呢？" 小孩笑着说："浩子容易动怒！" 浩子听了点点头，露出无言的微笑。

## 浩子搬家

大家听说过"耗子搬家"的成语，但是，浩子搬家，可能会更令人惊讶，尤其是搬家的次数之多，地方之广，可能没有人能有此体会。俗话说："一次搬家三年穷"，还是有一定道理。

第一次搬家，是随家里人完成的。那是1962年，家里出了300元钱买了位于都江堰市柳街镇水月村十三组的三间建于清代末期的房子。房子位于一个四合院的北方，可以称为北厢房。四合院的东西两个厢房住着另外两家人（东厢房是王永松家，西厢房是王四仁家），南厢房作为大家共用的厕所与养牲畜的地方。搬完家后，浩子记得与奶奶叔叔还要每天晚上回到位于十二队的老房子去住，很不方便，那个房子属于移民房子。后来，王永松家搬走，浩子全家又花200元把他的东厢房买下来，全家人才完全住在一起。

第二次搬家，是1981年离开老家，到重庆上大学。大学四年，还比较幸运，一去就住新宿舍，上新教学楼，四年没有变过。这一次是第一次离家出远门，外婆送给浩子一床新军毡，浩子到现在还记忆犹新，那是四舅当兵时损下来给她的，舍不得用，就给浩子作为一件贵重物品用了。

第三次搬家是 1985 年考上了中国科学院的硕士研究生，从重庆搬到上海。不幸的是，浩子不小心，在重庆朝天门码头上了两个浙江骗子的当，买了一把假人参，却被骗了全部行李。

在上海的 8 年，总共搬过五次家，先在位于重庆南路 225 号的单位招待所住了半年，后来搬到打铺桥的临时职工宿舍，再搬到位于肇家浜路407 号的研究生公寓，结婚后又般到研究生公寓旁边的带厨房的博士后公寓，后来夫妻俩人分到房再搬到位于中山西路的高层新公寓，直到1993 年浩子出国留学。

1993 年，出国途中，先在美国夏威夷的火山环绕的西罗岛住一段时间，然后才到美国本土第一站的印第安那州普渡大学安顿下来。在普渡大学留学期间，前后搬过三次家，第一次是临时与朋友一起住，然后找了几个人合住在位于皮尔斯街的一套房子里，后来搬到已婚学生宿舍。

1996 年，浩子提前一年半完成博士学业，到位于密苏里州哥伦比亚市的密苏里大学任高级研究专家。由于全家搬家，在此地呆了两年就辞职了。在此间又搬家三次，最后一次是从

WOODLAWN 街自己买的破房子里搬走。家具等损失也不少。

1998 年搬家到美国南卡罗来那州（SOUTH CAROLINA），先住公寓几个月，后来搬到自己买的房子里，那房子很漂亮，位于 MAULDIN 镇 MARSH CREEK 23 号。本来想安心下来算了，后来又想到文化教育发达的麻塞诸塞州的波士顿地区。

美国被称为"轮子上的国家"，到这里，已经又搬过两次家，不知道这次能够持续多久。俗话说："人挪活，树挪死！" 浩子搬家，还真的越搬越大，接下来，真的有点搬不动了！

## 浩子拒礼

一般来说，礼尚往来是加强交流的一种手段，适可而止会带来双方的愉悦，比如过去送一条烟，一瓶酒，几斤肉等。但是，现在大家送的礼越来越重，要么让你不相信，要么让你害怕，受礼太重就成了心理负担。

浩子串门几乎空手而行，也希望亲朋好友回访时如此，最多拿点东西遮遮手，或者让小孩高兴即可。即使送点好东西，也是表示对对方的尊重。比如，有朋友介绍浩子去见一位值得敬佩的高人，浩子想，人家有的是钱，有的是房子，有的是位子，想来想去想不出送什么东西。后来，浩子想到送自己收藏的镀金十二生肖邮票，表示对长者的尊重，也盼望老人家一辈子完美，颇为得意。

有时，浩子也有为难之处，特别是一些好意很难领受。有朋友送来一幅摄影作品来，说有作者亲笔签名，浩子很高兴，虽然大街上同一幅作品满街都在卖。浩子只是偶尔喝茶，有朋友说送他一点茶，浩子也觉得可以，但是，一听说这种茶一万块一斤，浩子马上谢绝了，真的不敢收，那相当于一只钻石戒指了。还有朋友抱来一块很大的石头，说是珍稀的鸡血石，价值百万，浩子说，算了吧，如果喜欢，还是自己到店里买去。

有时，还收到国外陌生人的电话，说是挖工地时挖到一批古董，希望送给浩子，"回报呢？""随便给点吧！"问题就在于"随便给点"上。世界上哪儿有价值百万的鸡血石随便送？世界上哪儿有价值连城的古董随便给？因此，只能谢绝。

有一天，浩子对着一大帮子客人，将收藏的茅台酒、五粮液、水井坊、红星二锅头等拿出来，结果发现五粮液确实不错，而价值几百的茅台真的还不如几块钱一瓶的红星二锅头。另外，网上的例子更多了，今天来信说你运气好了，明天来电说你中奖了，稍微不注意，就让你中邪、失财。

看来，拒礼比受礼强，否则，假货藏满屋，还不知道呢。浩子拒礼，不无道理！

## 捕鼠记

在动物界，浩子最讨厌的有三大类：蛇，蛤蟆与老鼠。蛇之所以可怕，是由于许多蛇有毒腺以及毒腺释放的有害毒素，致使普通人很难辨认有毒蛇与无毒蛇；另外，民间有关毒蛇的传说会将人置于惊恐之中。蛤蟆通常样子丑陋，动作可怕，大部分蛤蟆还全身长满毒疣，自然令人生厌。老鼠的故事就多了，那过街老鼠是人人喊打，古代《诗经》里早就有了大老鼠损人利己的记载"硕鼠硕鼠，勿食我黍！三岁贯女，莫我肯顾。逝将去女，适彼乐土。"

其实，与老鼠相比，蛇与蛤蟆的可恶程度还好一点，属于"人不犯我，我不犯人"的类型，只要避之即可，况且在自然界蛇与蛤蟆都属于有益动物，蛤蟆是有害昆虫的天敌，蛇也是鼠的天敌。老鼠则不同，除了吃粮毁仓，有时，还伤害人类，大家也许听说过老鼠将熟睡婴儿的眼睛咬坏而使其成为瞎子的故事。再说，老鼠与人共枕的事也常见，即使人不被之咬伤，也挺可怕的。

从小时候起，许多农村小孩子就知道学习捕鼠是一件必须要掌握的技能。毫无疑问，父亲在每一家人的眼里就成了捕鼠能手，也是全家的英雄。只要看见老鼠在房梁上奔跑，听到老鼠在家具间活动，嗅到老鼠的尿骚味儿，就会叫父辈们紧急出动捕鼠。由于家里穷，浩子的父亲从来不用鼠药杀鼠，原因是捕到老鼠后，可以吃鼠肉，尤其我们在困难时期的小孩子，捕鼠，吃烧烤的鼠肉（也算是打牙祭）就成了两全其美的事情了。久而久之，不但不怕家里有老鼠，还希望老鼠多一点，甚至大一点更好，吃鼠肉有如嗜虎肉，也很香。

记得到了上海，浩子还参加过几次在大宾馆捕鼠杀蝇之类的"除四害"活动。自从来到太平洋另一边的西半球，发现什么动物都很大，就是老鼠比较小，当然，浩子也改掉了什么都吃的习惯，更不吃鼠肉了。这里的老鼠体小，种类也很少，大概是由于松鼠比较大，也比较多的缘故，抑制了老鼠的发展。要不是浩子买了房子，捕到老鼠，谁还会继续去管这些鼠辈的事情呢？

自从浩子有了房子，发现老鼠无孔不入：草地，花园，围墙，过道，屋顶，墙角，暖气管道，尤其是厨房等处。曾几何时，他也把从别人那里学到的几个捕鼠招数拿出来，其中一种是用老鼠夹捕鼠。浩子也从来不用鼠药，也很少用粘胶粘鼠，因为老鼠被毒死或者粘死后，如果不及时清除，鼠尸会发臭生霉，引来蚊蝇等下一级生物链上的有害生物蛀之。

久而久之，捕鼠战果不小，老鼠自然会远离浩子家。即使老鼠偶尔趁车库门未关好而悄悄进屋来，它们也不敢作声。如果发现老鼠，浩子会立即消灭之。后来，浩子捕鼠的行动一直在坚持，直到有一天，浩子改变了对老鼠的认识。

那是一个秋高气爽的黄昏，浩子到屋外散步，走到后院时，发现有蚂蚁在墙边啃骨头，不正常的点点滴滴引起了他的注意。骨头是野猫搬来的，自然不能怪鼠亵蚁，浩子想："看个究竟总是可以吧。"还没有看清楚是什么骨头，却发现房屋外墙的包胶在蠕动，他想，那肯定不是蚂蚁之薄力而为。尽管浩子也是老大不小，好奇之心依然还在，就随手取了一段干树枝拨之，"天啦，老鼠！"他见鼠如见虎，突然出声大叫，如临大敌。接下来的动作足以证明平时的拳脚功夫：追，赶，打，拍，踢，踩，甚至嘴里顿时"他妈的，狗日的"等脏话连篇，象是在战场上的指挥官，有一种"将在外，君命有所不受"的感觉。

整个捕鼠战斗在一分钟之内结束，详情战果如下：拨开墙壁包胶时，他首先发现一只成年老鼠窜出来，立即追赶，并用鞋底踩鼠。由于浩子怕鼠血粘污了皮鞋，用的力量很轻，只是意在置老鼠于昏迷为止，然后欲弃之。当他返回鼠巢查看详情时，又大叫一声"天啦"，看见五只小老鼠同时快速窜出来，前往已经被他踩昏迷的大老鼠方向跑去，慌乱中自然需要他再次立即追赶。再一次，由于怕杀生，他终于不忍心用脚踩死小老鼠。茫然间，发现本已昏迷的老鼠又是迅速的一阵短跑，急了，惹得浩子又向前飞奔追去。

当跑了五米远后，浩子发现大老鼠顷刻间停了小来。浩子追上老鼠后，又往老鼠身上轻轻地踩了一脚，浩子还是不想将老鼠踩出血来。正在这时，发现几个小老鼠同时向大老鼠追来，浩子睁大眼睛，只见动人的一幕发生了。

浩子发现几只小老鼠追到大老鼠后，大老鼠突然四脚朝天，身体微侧，立即开始给小老鼠哺乳。原来母鼠在受到攻击，身体受到严重伤害的时候，还忘不了最后给自己的后代喂奶，再尽一次母亲的职责。此情此景，浩子看了真的好震惊！浩子当时不知道是脑子迟钝，还是来不及反应，他还是以鼠为敌，用重重的一脚踩死了全部六只大小老鼠。

事情结束后，浩子恍然大悟，立即决定为全部死去的老鼠默哀三分钟，并且发毒誓，永远不再捕鼠，更不去杀鼠了，只是偶尔赶鼠。讲了这个故事，浩子问自己，也问大家："如果再看见老鼠，你将怎么办呢？

## 浩子迷信

迷信，就像做梦一样，虽然是虚的，但也是生活的另一面镜子，不能没有。浩子认为，适当的迷信，可以给人洗脑，从而使人更能感受生活的真实性。

有一天，在回老家探亲的间隙，浩子突然对父亲说，想去给爷爷奶奶坟前烧点纸钱。父亲好象遇到同行似的，一下来劲了，动作也很麻利，问浩子："烧多少？"，浩子说："几个亿吧！" 想想也是，以前，浩子是无神论者，看见牛鬼神圣一套很反感，觉得很虚，比如烧纸钱，献祭祖先等，现在却讲究起来。

什么东西都是，如果不明白其道理，自然会片面理解。如果理解其中之奥妙，不但能够理解，而且还会身体力行地去行动。当浩子站在爷爷奶奶的坟前，好象走到历史的尽头，世界的一切也嘎然停止，那是一种仪式，一种让自己收心，让祖先放心的仪式。浩子看着纸钱燃烧的熊熊火焰，回忆起爷爷奶奶的音容笑貌与喜怒哀乐，再对比着过去、现在与未来，心里一阵剧烈起伏。这时，思维都可以停止了，谁还愿意讲迷信与真实、生与死呢？

对有些人来说，迷信活动有时还是有某种心理意义，可以使人陶冶情操。后来的日子，每到一处旅游，经过寺庙，坟墓，浩子都会多看几眼，多烧几只香，多念几声亲朋好友的名字，希望上天多多保佑他(她)们。久而久之，浩子也就形成了一种凡事多思考的习惯，在生活的各方面用心思考，真是可以避免犯许多愚蠢的错误。

迷信与真理，虚实相见，阴阳相随。如果把握好，在太极深处，自然能发现世间万物平衡之态；在人内心世界深处，则能泰然处之。

# 浩子访师

出国多年，浩子经常挂念自己的恩师们，特别是牵挂在上海的几位老前辈。以前虽然回国次数不少，总有这样那样的事情缠着，拜访恩师的事情就搁了很久。四川汶川"5.12"大地震发生后，浩子突然产生了一个强烈的预感，如果再不去看望自己以前的恩师们，可能会有比地震更严重的后果，那就是终身遗憾。

到了杭州，刚刚办完事情，想想到四川地震灾区访问还有一整天时间。第二天一大早，浩子就奔向杭州火车站，也不问火车是哪班哪点，反正要最早的，最快的。浩子出门，经常是神出鬼没般，不计时间，不计价格是其最大特点。买了动车早上 7：00 点到上海的火车票，由于时间尚早，浩子到就近的火车站网吧上了一下网，尽管里面乌烟瘴气，打游戏的打游戏，睡觉的睡觉，浩子还是一头扎进网上。

终于到了登车时间，浩子三步变两步，迅速上了双层的列车，发现一切都那么熟悉，与以前乘车相比，周围只是多了一些玩手机的，车上行李却少了许多。浩子拿出用了十几年的电话本，想给以前单位的同事打个电话。不行，太早了，人家还没有上班呢。等啊等，时间差不多了，要联系时，半路上手机却没有信号了。

8：50 分左右，火车终于到达上海南站，浩子可高兴了，马上给以前的同事打电话。

"喂，哪位？"

"是浩子，浩子！"

对方一听是浩子，惊讶得不得了："唉呀！你在哪儿？"

"我在上海！"浩子迫不及待地说明来意："我想看望夏先生，刘先生，毕先生！"

"好，你先过来！"到了新搬迁的单位，浩子立即出现一种不适的感觉，事过境迁，面目全非，感慨万分，说：

"小刘，我想先去看毕先生？"

"呵！毕先生已经去了！"

"什么？什么时候去的？"

"上个月吧？地震发生后的第二天！"

"是不是受了四川地震的影响？"

"不不不，她年初就生了一场大病！"浩子听后直摇头，七十来岁的毕先生，终于无缘相见了。"

"怎么办？下面去看 95 岁高龄的夏先生吧？"

浩子与小刘两人先去敲了夏先生的夫人-著名女科学家尹文英先生的办公室门，但助手说她到北京开两会去了。于是我们就直奔夏先生家，到了小区，门卫阿姨说是夏先生与他孙子一起出去了。午饭时间，聪明的小刘说夏先生孙子喜欢吃肯德鸡，两人迅即到了附近的肯德鸡店，结果无人影。

"这样吧，我们先在这里吃火锅，饭后找他们去！"浩子说。

饭饱酒足，浩子与小刘又来到夏先生所住的小区，门卫说夏先生回来了，两人真的很高兴，大步流星地窜到夏先生所住的楼，

"夏先生，夏先生，夏先生！"小刘大喊几声，夏先生真的跑出来站在阳台上。"夏先生？你猜谁来看你来了！"小刘问。

"猜不出来！"夏先生说。

"是我！"

"谁？"

"是浩子！"

"哇！快上来，快上来！"按过门铃，小刘与浩子登上三楼夏先生的公寓。

见到夏先生，大家都很开心，问长问短。夏先生给浩子递烟，浩子说：

"戒了！"后来一想，还是要抽，就是陪夏老先生抽，开心嘛！那一抽不要紧，到浩子要走时，已经连抽五只。浩子告诉夏先生："夏先生，我本来已经戒烟了，今天我抽的烟，相当于我这十五年来抽的总和！"夏先生听了，开心的大笑起来，说："来来来，再抽一只！"

看过夏先生，轮到去看刘先生了。

"糟糕，没有刘先生的电话！"小刘讲。

"那找单位去问！"浩子问。

"单位也没有号码，都推到退管会去了！"

浩子想，怎么办？后来辗转了好几个人才找到刘先生家的电话，还好，这老先生今天真的还在家。

"刘先生，是我，浩子！"

"哇！太好了，快过来！"看看已经很晚，小刘该回家了，与他告别后，浩子一人打的士去拜访刘先生。师生俩人见面，格外高兴，并且与刘先生、刘先生的儿子与刘先生的孙子共进晚餐。饭前，浩子坚持要师母与她的儿媳妇一起来吃饭，他们说有事。饭后，他们才告诉真话，说师母躺在医院里，媳妇在照看她。浩子再次无语，然后按计划又匆匆上路回杭州了。

浩子要去看毕先生，因为当时为了支持浩子的研究工作与出国留学，尽了很大力气；浩子要去看夏先生，因为夏先生是德高望重的螳虫研究权威，曾经指导浩子完成《中国螳螂分类概要》的编著工作以及顺利完成国家自然科学基金资助的课题研究；浩子要去看刘先生，因为他是浩子的硕士生导师，给浩子的未来提供了不可获缺的指导与启发。

有趣的是，刘先生拿出新近出版的自传体散文集《西楼读书记》。惊讶之余，想起一句改变浩子人生的话，那也是刘先生十八年前告诉浩子的，当时一起闲聊，浩子问刘先生：

"你是怎样从虻科分类转向环境毒理学研究的？"

刘先生没有正面回答，只是淡然笑笑说："再过十年，你就知道了！"是呀，十年，浩子的人生轨迹完全变了，而且是变得面目全非。等浩子回过神来，84 岁的刘先生把亲笔签名的书递过来，指着上面的题字："浩子吾弟指正！"只有四十来岁的浩子一看，对着自己的恩师，笑了起来，看见刘先生调皮地眨了一下眼睛，笑得比浩子还开心，还更幽默。

回到美国，恰逢浩子在美国普渡大学留学时的博士生导师 DR. MCCAFFERTY 来访问浩子，更是锦上添花，一个月之内，与几位恩师相聚，无不欢喜！

## 浩子奶奶

"一泉一浇灌，一杯一奉献！万历万家书，万数万人难！"奶奶，是什么时候，我离开了您，我问您？您还没有告诉浩子答案，然而，浩子现在又问您，奶奶，是什么时候您离开了我？

都怪孙儿不孝，平时又太固执，到现在不但自己
不过生日，连您的生老病死也从不过问，今天还
问您，您在九泉住何方？您的墓碑长青苔了吗？

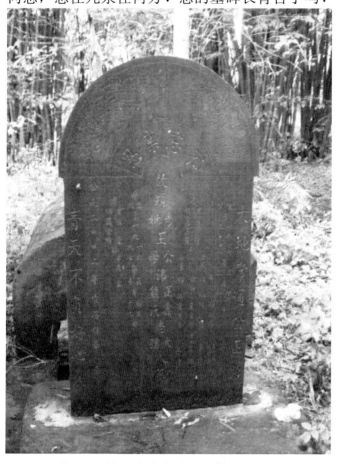

位于四川都江堰柳街镇水月村十三组的

浩子爷爷、奶奶之墓

您的孙儿长大了，也给您养了重孙女。孙儿学了点科学，看着您的重孙女如此可爱，就像天堂里的小天使，样子跟您小时候可像了。浩子在想，奶奶，虽然您受了许多苦，您小时候也一定充满着希望与幻想，也一定是那么活泼可爱吧。浩子想，您就把您的重孙女当成您自己的影子，也幸福一回吧。

奶奶，那天浩子烧了一大锅土豆，发现煤气炉子很快就将之烧熟了；而过去您烧土豆，要烧半天。每次，记得肚子饿了，就嫌您做事太慢，烧饭太迟，现在孙儿知道了，原来，挑水、喂猪、砍柴、淘米、种菜，真的很花精力与时间啊！而且，每天如此，每月如此，每年如此，过日子真难！

奶奶，您一辈子没有什么娱乐活动，记得看露天电影《卖花姑娘》，站着看。听到"卖花！卖花！先生，您买只鲜花吧？"还让您哭了半天，孙儿还说不好看，因为不是战争片。浩子现在好后悔，应该让您静静地看完。也许，卖花姑娘的身世能让您触景生情，至少减轻一点劳动的负担吧。看露天电影不容易，人头攒动，有时只能看到屏幕上的一只角，更不说您了，奶奶，一位旧社会过来的裹足老人，站着多艰难啊。

奶奶，我好后悔，我不应冤枉您，说您太大方了。一次，老爷从老远赶来看您，给您带来一些好吃的点心，一大群邻居小孩子围着您，东一把，西一颗，一下就散发完了，不但您没有吃到您想吃的点心，还把您的孙儿忘在旁边，浩子当时确实生气了，口馋呀！对不起，奶奶，现在才知道，您善良大方，凡事忍着。

奶奶，浩子现在真想把大把大把的花生给您准备好，让您吃个够。困难时期，浩子知道，您把我家最好的花生都送到街上卖了，不是您享受，而是为浩子准备学费。奶奶，现在才给您说谢谢，晚吗？

奶奶，听爸爸说一次您对爷爷生气，爷爷发怒，一枪给您打过来，那是真的吗？从那时起，您的笑容都是真实的吗？奶奶，浩子知道您什么都没有，但您有一颗高贵的心，今天，就让您的孙儿把您的心放在用美丽文字雕刻的神殿上，永恒发光吧。

看见圣火，迎接奥运，想起前辈，怀念奶奶！浩子爱您，奶奶！今天就让浩子对着祖国，对着北京，对着您在四川青城山下不远的墓碑给您磕个头吧！

## 浩子爷爷

说起爷爷，浩子对他最大的印象是自然、平和、朴实、满足。

自从浩子有记忆开始，爷爷一辈子除了吃饱、喝足，没有别的追求，从来不与外人争吵，当然浩子看见的是爷爷的后半辈子。后来，听了父亲讲故事，浩子才知道，原来爷爷也有个性，而且是带山寨王的那种，比较野。至于野到什么程度，一句话，是十足的男子汉，比较野、比较霸气的那种男人。

爷爷年轻时，喜欢赌，当地称"捉色子"，有时能打当地的"长牌"，据浩子所知，爷爷终身没有学会打麻将，也没有见他上过一次麻将桌。爷爷参赌的历史很壮烈，当然是以输钱、输土地结束。由于浩子爷爷是独生子，把祖传的200多亩地输掉了，为此，浩子家与地主成分没有瓜葛，因为新中国成立时，早就是一根丝的"贫农"了，更没有剥削他人的历史。

还有一次，由于爷爷输了钱还不服输，结果被人设陷阱：借高利贷赌。借高利贷的下场可想而知，不过，爷爷有个好舅子，也是浩子的大舅公挺身而出救了他。大舅公当时在场，看见那几个人欺人太甚，当即从腰间拨出驳壳枪，说道："要钱还是要命！"吓得那几个设陷阱放高利贷的人当即投降。当时爷爷是身高体壮，一表人才，而大舅公是当地有名的、比较正义的英雄好汉。

有一次，浩子的爷爷从外面喝酒回来，离家还有三百米远，奶奶看见他回来，想说他几句，没有想到爷爷的心情不好，掏出枪，子弹就向奶奶飞去，把旁边的爸爸也吓了一跳。看来，说爷爷的脾气有点山寨味，一点不过分，也显示出他的豪气。浩子后来回忆起来，终于找到奶奶不敢太得罪爷爷的原因。

爷爷的后半辈子是在养牛、看护仓库、砍柴、挑水中度过的。爷爷的个子大，饭量也比较大，给人的感觉好像从来就没有吃饱过，尽管老看到他打饱嗝。爷爷的酒量不大，喜欢喝酒，也老喝醉，临死前也是因为外出喝酒，不小心摔伤病倒，终年 85 岁。如果不摔伤，现在肯定过百。浩子的遗憾是没有亲自陪爷爷喝醉过，只是前年回家给爷爷上坟时，要求爸爸多给他烧一点阴币，让爷爷在阴间能够买酒喝个够。

爷爷的脾气是粗暴的，但是非常诚实，有性格绝对要表现出来，不怕人笑话，喜欢我行我素。记得爷爷最开心的时候，就是几个上了年纪的人一起吹牛、聊天、摆龙门阵、讲笑话，浩子也趁机从中了解与消化几千年口传下来的华夏文明。跨越几个社会的爷爷，尽管没有当过将军、元首，但他的一生是清晰的，也是值得的，最终与奶奶合葬，在阴间相会。

# 跪着为天下的母亲祝福

听够了童谣，开始写人间的故事，我要写我自己，还要写很多很多的人。母亲，我第一个想到的人就是您，我庆幸在我的人生旅程中始终没有把您遗忘。

母亲，您虽然平凡，在我心目中却永远是最幸福的主题，我要把您拥抱，把您端详，把您歌颂。母亲，尽管您不对我讲，我知道老的时候，您需要我照料；哭泣的时候，您需要我来到；欢乐的时候，您需要我陪聊；劳动的时候，您需要我为您肩挑。母亲，让我再叫您一声妈妈吧！现在我已经懂事了，尽管我不会唱歌，能否现在就为您歌唱！

妈妈，您从小就把儿子喂养与期望，您总是说，小胖子，长大了去当军长，去为祖国的边疆站岗放哨。您知道，劳动很辛苦，总怕饥饿伤了儿子的肾，重担压断儿子的腰，总是时时刻刻把儿子护养。

那一年，儿子要上战场，您送啊送，想送到十里外的山岗！儿子不止十次回头，看见您走几步就走不动了，站在自家小溪前的独木桥旁，向儿子远去的背影凝望。儿子不停地向您挥手告别，您呀，大概您知道儿子会一去不复返，儿子最后的记忆是您的惆怅。妈妈，对不起，自从儿子离开您，他的战友们给您带来几只高山下的野玫瑰花，说是您儿子的灵魂在花瓣里为您祝福。

在遥远的南方，有这样一个妈妈，您省吃俭用，把您的儿子马家爵养大，送他上了大学，可是，由于贫穷与自卑，他一时糊涂，杀害了同学，自己又成了杀人犯，将您无辜的心又刻上一道忧愁的伤痕。他去了，给大家留下一团疑问，而您，是怎么过的，又有谁给您安慰呢？您的生活还好吗？有困难吗？

徐本禹，你妈妈把你养大，大学毕业，你却抛弃自己的爱情与事业，去了贫困山区扶贫，为穷孩子扫盲。徐妈妈，您是否也心疼过，心疼自己的儿子为了别的孩子的前途与幸福而甘愿牺牲自己。我知道您很坚强，您缺少钱，可是，您不缺少中华民族传统的脊梁与情操。

诗人海子，还没有成名，你就走了，走到一个"面朝大海，春暖花开"的地方，有多少妈妈在为你的永久离去而叹息。而你的亲妈妈，自从你走了以后，除了帮你看护墓园，还帮你接待络绎不绝的追随者。就是这个妈妈，在蓝天白云之间，在小山与荒漠之间，在玉米与豆苗之间，正在谱写着一首首壮丽的诗篇，却毫无怨言。她生病了，吃几根青蒿；她口渴了，喝几口田埂下的雨水；饿了，咬几口萝卜与红薯。她的脸上又增添了数不清的皱纹，而每天与上帝对话，与时间作陪同。海子，还有与海子同样心情的游子，你们对得住自己朝思暮想的母亲吗？

还记得，妈妈，您一字不识，里外当家。不管艰难困苦，您总是叮嘱儿子要努力奋斗，好好持家。儿子走得很远很远，走过十万八千里。可是，儿子的行程还不如您的一个脚印踏实，没有您的一个笑容自在。妈妈，您等着儿子的电话，儿子要向您说说感激的心里话。

太多了，小小的文字怎能表达，还有多少平凡的妈妈，人类的母亲，您们任劳任怨，为自己，为家庭，为别人的孩子付出。我说，不要爱情怎么样，不要钞票怎么样，不要前途又怎么样，您们，献出的是母爱，这就够了，足够了！可是，您们，伟大的母亲，还是无私地献出了一切，奉献在农村，奉献到学校，奉献在医院，奉献到工厂，战斗在机关，还有的受尽委屈而永久下岗。

环顾天下，亲爱的母亲们，让我仰天为您们祈祷，让我跪着为您们祝福！

## 浩子炒股

时代不同了，浩子不但喜欢谈天、说地、写诗、作文，作为凡人，更食人间烟火，比如喜欢种菜，也喜欢投资、炒股。

有意思的是，浩子之所以自称炒股高手，原因是克服了菜农的小农思想与博士的痴呆缺点，发挥了菜农的精耕细作与博士的理论研究相结合的优点，把投资当成"菜园"来耕耘。

如果种过菜的人都知道，同样一块地，种单一蔬菜的风险比较大，比如种萝卜、卷心菜、土豆、红薯、花生等，即使丰收了，也是饱一餐，或者饿几顿，既不稳定，也不踏实，种植周期长，经济价值不高。如果在同一块地上，多种几个蔬菜品种，不断精细耕耘，就会喜见丰收，成熟一个，收获一个，如果拿到市场上去交换，就会看着自己的钱包慢慢鼓起来，比如同时种一些洋葱、韭菜、辣椒、黄瓜、四季豆、冬寒菜等，可以反复采摘，经济价值明显比较高。搞多种经营的菜农，常年如此，就会比别的菜农先富起来，不但利用了许多空闲时间来种菜，天长日久，还把气候、品种习性等摸索得很透彻。

以上说了这么多，把投资当成"菜园"来耕耘有许多优点，其中主要的优点是投资组合多元化、持之以恒、高增长。浩子的结论就是，投资组合就是要多样化，东方不亮西方亮，而且逼你天天动脑筋，自然而然就信息灵通，做出的投资决策也相对比较精确。如果是建立的"股票池"的话，上涨一个卖一个，不断地调整投资组合，日进一斤，月进一斗，年进百担，循序渐进，就会终极致富。

价值投资也会在"种菜的原理"中表现出来，如果自己觉得哪一品种多留几天，就可以多卖几块钱，那就将那种股票多保留一段时间，这就是大家说的"中线"或者"长线"投资。以前浩子说过，炒股如炒菜，要注重鲜活才有味道，现在再加上"炒股如种菜"，要经常有收获，就会让自己的财富慢慢增长。

当然，成功的投资，与知识、经验、态度、方法等都分不开。有的人把投资成功与否归于运气好不好，其实不然，关键是要理性投资，不能乱赌，否则，就像自然灾害会损毁庄稼一样，遇到倒霉公司，靠"赌"的选股投资方法，迟早要全军覆没的。因此，炒股如种菜，循序渐进，用"步步高"的积累方法比较好。

## 浩子行赌

由于半仙半俗，料事如神，有人给浩子取了一个"现代孔夫子"的外号。而浩子不认为他有那么神，关键是对人生经验的积累比较丰富，站得高、看得远、随心所欲而已。

说起来，有一件事情闹了一些笑话。朋友的朋友与浩子没有见过面，但是与朋友通话时，她非要浩子同对方在电话中讲几句话。讲就讲吧，几分钟后，浩子对那人的声音音质、音量、音高、喉咙粗细已经了如指掌。通话结束了，朋友问浩子对方怎么样，然后浩子不加思索就回答了那个人的身高、胖瘦、皮肤颜色、颧骨特征等。朋友听完，惊讶得不得了，说："神了，你怎么知道的？"浩子说："听出来的呗！""怎么听出来的呢？"朋友又问。后来，浩子通过遗传学的原理给朋友做了满意的解答，什么"表现型"啊、"基因型"啊、"遗传连锁反应"等概念都套上了。

　　自从浩子将笔名从浩思天地换为"浩子"后，马上有朋友担心，原因是"浩子"与"耗子"同音。其实，浩子想过，他比"耗子"还不如。比如，一只比较大的耗子，一年最多消耗几百斤粮食，而"浩子"呢？尽管钱不多，经常是一掷千金，甚至万金，那不是耗费是什么呢？

　　有一次，浩子想到西藏游览，可是没有现钱了，怎么办？总不能去偷、去抢、去讨吧？朋友给浩子想了个办法：讲学。

　　"好！先讲学，挣了钱后旅游，就这样说定了。"讲学的办法真好，想到浩子是万人迷，他演讲可以说是到处吃香。

　　临出发时，朋友给浩子去电话："完了，孔夫子！"

　　"什么东西完了？""现在即将放暑假，学生忙着考试，考完后就立即放假，要走人，可能没有听众了。"浩子听罢，冒了一身冷汗。好端端的事情，就这样吹掉了，他在想怎么办？

　　"怎么办呢？"朋友更着急了，心里也有点过意不去，琢磨着找个资助单位。浩子一听就烦了，心想："求人不如求己，这样吧，赌一把！"

　　"赌一把！"说起来容易，做起来难。拿什么去赌？赌多少？到哪儿去赌？赌输怎么办？一连串的问题像火山一样涌出来，反映到离地三尺高的地方就是尿频、离地四尺远的地方就是心跳、离地五尺长的地方就是眼花了。浩子真的很为难。

浩子终于低头祷告："亲爱的上帝，求求你，求你宽恕我！我知道，赌博是不好的，我研究了几十年的赌博成果，也从来没有用过，为的就是万不得已时才使用！亲爱的上帝，我太喜欢到西藏一游了，梦想了几十年，身体、心里都准备好了，就是缺点钱。可是，没有人资助我，我知道只有你能为我开恩，为我准备旅费，为我送行！浩子在此奉耶酥基督之名祷告，阿门！"

祷告完后，浩子一脸冰容。终于，浩子的思想有了结果。首先，浩子决定了："赌！"其次，浩子决定了："拿一张白纸去赌！"再次，浩子决定了："赌够了就停手！"

大家都知道，哪有靠赌博赢钱办事的，那几率不就等于零呗。按习惯，在任何苦难的时候，浩子都会说："他妈的，不管那么多了，不成功变成仁，上！"可是，这次浩子的心真的有点虚了。开玩笑，到西藏，靠赌博，在《圣经》、《佛经》、《藏经》、《华严经》及《考兰经》等经书里根本就没有见过。不说见过，听都没有听说过。

作了一些准备与策划，浩子行赌的计划出台了。浩子给一个最要好的朋友打了一个电话，转弯磨角地问："哥们？"

"什么事？"

"我想创一个记录！"

"什么事就不能直说吗？"朋友有点急了。

"好，我要用一张白纸游西藏！"浩子摊牌了，朋友却说浩子在说疯话。浩子说是认真的，要与朋友见面谈。朋友答应了。浩子用一张白纸打一张2000美元的借条，从朋友那里借了钱。

朋友的脸也有点红，问浩子："干吗要搞得这么严肃。"

浩子有理由："有借有还，再借不难！哥们，我明天还给你钱！"那哥们虽然不在乎那么点钱，还是有点搞不懂的样子……（赌场故事略）。

结局：那年夏天，浩子在朋友那儿借了2000美金，连夜赶到世界最大的康州狐林赌场，激战21点近6个小时，除本金外，赢得25000美金。第二天，给中国的朋友打电话，取消一切资助与奖学活动，快乐游西藏。朋友拿着电话，半天说不出话来！只说了一声："你神，神经中枢有毛病啦！"最后，浩子用上帝的恩赐，赌来的战利品，顺利完成神圣的西藏游！

25000 美金与浩子一起，终于进藏。浩子，耗子也！

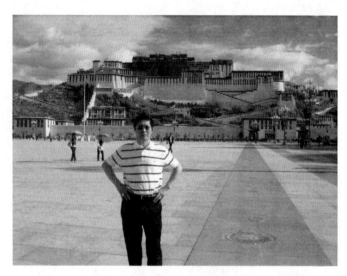
2006 年作者游西藏

其实，浩子反对赌博，为什么这样说呢？简单说，赌博是害人的事情。赢了别人的钱，别人要害你，输了自己的钱，家里人要骂你，两边都会惹来怨言。另外，许多人由于动机不纯和心情不好才去赌，加上水平不高，会输得很惨。再说，赌博会使人上瘾，人们在赌桌上输掉的不只是钱，也会输掉事业、家庭、爱情、时间与智慧。浩子觉得，将赌博偶尔作为娱乐还是可以理解的，但千万不要想从中发财，因为里面的陷阱太多了，会搞得人家破人亡。

# 厨房与人生

本来想把文章题目定为"厨房二十年"，朋友们看了一定会说："浩子，你的字打错了，应该是'出访'二十年"。这话是半对，浩子是 18 岁离开农村老家上大学，辗转各地，真的是"出访"许多年，其间有几次回老家，可是，到现在为止，几乎没有回去与亲友过一个春节。想想也是，老子在深山里"悟道"，庄子在乡下"修道"，孔子在周游列国时"问道"，而浩子的人生之路，大部分是在厨房里"搞道"。不是吗，都在追寻，而各行其道。

问津厨房，并不是喜好，浩子不会说假话，那纯粹是"逼"出来的。久而久之，从喜欢，到有点喜欢，到一点不喜欢，到无所谓，然后到必须如此等，可想而知，老浩的人生态度，随着在厨房的立足点不同，也是经常变来变去的。

最初喜欢厨房，是因为在上海工作时，率先分到了一小套房子。在那个年代，在上海能分配到一套房子，对许多人来说是不可思议的事情，因为"四世同堂"同挤一小套房子的家庭多如牛毛。而浩子，作为上海市科技系统的优秀共青团员、市青年优秀科学家，得天独厚，分到了房子，而且还是新的房子。有了房子，自然喜欢上了厨房。那时候，到附近小菜场购买蔬菜、鱼肉、水果，简直是趾高气扬的事情。因为上海的阿姨、阿婆都明白，这种人是标准的"毛脚女婿"。恰恰在当时，流行一首歌，名叫"我想有个家",浩子的情形就引来大家的羡慕,浩子这个业余"厨师"反而成了大家的楷模,自然少不了经常请客,练就了厨房里的一手好活:敲、打、洗、切、拼、抛、涮、搅、烫、砍、甩、垫、调、刮、扯、宰、割、阉、煨、炖、煸、擦、揉、拌、混、舔、尝、闻、孵及抓等功夫全到位了。高峰时刻,十来位客人的菜半个小时全准备好了,还要在桌上陪客人划拳、拼酒等。

厨房的天地到底很小,久而久之,没有太多的新花样,自然在色、香、味的搭配上下功夫,乃至于到了"切菜不用看,品味不用舔"的地步。

自从有了房子,有了厨艺,一些铁歌儿们总会择三差四到浩子那儿聚聚,有买菜的,有选酒的,忙得自然开心。许多时候,美眉们不免对咱的厨艺赞口不绝,还不时地趁势在脸上亲他一下,屁股上捏他一把,或者用小腿顶他一下,肩上拍拍也算称赞,尽管搞得咱晕天晕地,心中也有八九了。

刚到美国时,自己烧饭更是常事。几位室友忙的时候,还轮流坐庄烧菜做饭。一次,一位台湾女孩也想来显身手,结果,煮了三个鸡蛋,犹如三个炸弹,一个鸡蛋炸开了锅盖,另外两个几乎把天花板打开几个洞。后来,都想尝浩子的一手好菜,还被好几个老美请到家里去表演,让他们也见识了中国菜的色、香、味美是怎么出来的,尤其是本人烧的鱼香肉丝、回锅肉、麻婆豆腐、红烧全鱼、麻辣鸡丁、干煸四季豆、清炒佛首瓜、凉拌黄瓜等,人见人爱,唾蜒欲滴。

在厨房呆久了，有时候确实很烦，就象坐牢房，或者似被绳子栓住的感觉，好象没有了自由。尤其心烦或者任务忙的时候，感觉厨房就象地狱。因此，经常在厨房里能够干出绝活的人，在社会上的适应能力一定很强。想想看，那些锅、碗、瓢、盆、刀、叉、筷子，哪一个不需要认真对付，更不说油、盐、柴、米了。回忆改革开放前的农村，感觉什么都缺，生活真的不容易。

本人觉得，如果一个人思维能力有限，最好到厨房锻炼。从厨房里毕业的人，逻辑思维能力一定很强，也容不得半点懒惰，否则，眼、耳、口、鼻、舌等自然能辨别其优劣，更不说人之健康了。

厨房活干得好的人，一定是精工出细活，对作家来说，那一定可以在写作上细致入微了。难怪，在读别人文章时，一眼就知道作者是个粗人还是有心人，功夫有多深自然可略知一二了。

厨房似牢房，不过，厨房更象孵房，孵化思想、造就理想、练就人生！

## 浩子洗碗又洗脑

到什么地方，浩子首先比较注意的不是当官当多大，挣钱挣多少，而是洗碗洗得干不干净。浩子发现，全世界真正能把碗洗干净的人还不到百分之一。有百分之九十九的人用的都是不干净的碗筷；另外，许多人拿碗的姿势也不对，几个手指进去，不用放大镜也能看出手指印。还有的人洗碗时只洗正面不洗反面，碗盘叠在一起。要用时才发现，呵呵，怎么一颗饭还在那里呢？其实，还有许多看不出的细菌也在那里。

尽管餐馆常用的标准是一清、二洗、三消毒，如果按标准洗碗，还能勉强过得去。可是，许多人家就没有太注意，乃至一吃荤菜就拉肚子，一碰油腻就生病，再加上没有使用公筷的习惯，那就只能生病传病了。因此，在家里，浩子决定自己洗碗。另外，浩子觉得洗碗对修身养性也有很多好处。

首先，洗碗可以促进消化与减肥。人人都有体会，饭后往往喜欢喝茶聊天，屁股粘着板凳根本就站不起来，那对健康可是致命杀手。君不见肥胖症蔓延，心血管堵得人们心慌吗？ 饭后洗碗，动手动脚动脑，真的对健康是相当有益的。作者发现，旧中国家庭主妇的平均寿命比男主人的寿命长，可能与洗碗等家务活做得多有关。

其次，洗碗可以增加人的耐心与信心。在社会生活中，人们有许多偏见，往往把洗碗烧饭等称为杂事，外面打工挣钱等称为正事，殊不知家事、国事、天下事对心血管来说都一样，它只认脂肪不认人。脂肪多了，胆固醇高了就给你玩命。再说，如果一个人洗碗都能胜任，而且还洗得干净，既有耐心，也乐于去做，还有什么别的事情不乐于去做呢！因此，浩子号召今后男人们把洗碗的活都接下来，生命之神不会亏待你的。

再说洗碗可以锻炼身体。洗碗站立的时候，也是真正精神抖擞的时候。如果饭后别人动嘴不动手，而洗碗的人真可以手脚不停，会练功的人甚至加上几个招式，一定有事半功倍的效果。洗完碗后，再去押几口茶，那不是神仙也胜似神仙。

其实，洗碗最大的收获其实不是洗碗，而是洗脑。洗碗不但能减轻配偶的思想负担，而且在洗碗的时候，把当天经历的事情在脑袋里放放电影，把社会上的一些东西思考思考，有利于下一步行动。浩子的经验是在厨房附近放一套百科全书，如果想起来有什么不知道的，或者是不清楚的东西，立即停下手来翻一翻，其结果真有如鱼得水，如愿以偿的感觉。幸福会在那一刻真正体现。

浩子最近照了一张像，用于自画像的蓝本，其实，那是洗碗后二十分钟照的，喜笑颜开，红光满面，精神抖擞，反而照出了人样。洗碗，清洁，健身又洗脑，真的有好处。

## 博爱之路

作为一种行为，"博爱"究竟来自于习惯、态度、愿望、利益驱使还是其它未知因素，很值得探讨。随着资本主义思潮的到来与市场经济的冲击，人们究竟需要善待自己、关爱他人，还是二者兼顾，必须有一个明确的态度。从不爱到博爱，又从博爱到不爱，再从不爱到爱，是否是人生的一条必经之路？

在本文展开之前，先举一个由于"博爱"惹来的是非故事。

就在一个春节，浩子与南京的一个朋友接通电话，朋友还没有说话，几只菜鸡就开始"咯！咯！咯"从电话那边给浩子"问候"了。

浩子问朋友："你是一个善良的女人，怎么也学会杀鸡了？"朋友听了，简直不知如何是好，说一声：

"一言难尽，等一会给你解释吧！"

当时，浩子正在厨房切菜，还真想宰一只鸡试试新买的牛刀呢。后来朋友上气不接下气给浩子解释：

"好啦！好啦！人和鸡都送走了！"

浩子说："什么人送走了？鸡送走了？"

朋友说："事情是这样的，以前资助过一些穷困学生上学，后来，他们的家长每年都会给我送鸡来拜年。开始还觉得可以理解，时间长了，就觉得烦！"

浩子问烦什么呢，朋友说："一只鸡送来，我又不会要，不会杀，还得请他们吃饭，每人还要送一个红包！他们来时，事先也不打招呼，我已经感觉到很不自在！看看，今天这么多事情没有做，还得陪他们！"

浩子说："好了，别讲了，这叫'偷鸡不成，倒找一把米'！"朋友说以后再不做如此傻事了。浩子也在想，博爱的路啊，怎么越走越窄？

记得有一次，浩子想做一件好事，就是在下火车的时候，想帮一位回哈尔滨的农村姑娘提一蓝山东大枣下车，没有想到文明的冲突在顷刻间表现出来。先是大枣姑娘眼睛一愣，似乎在说："不会吧，有没有搞错啊？"

旁边围观者的眼光似乎告诉浩子："这小子，想吃免费大枣了吧！"

与浩子随行的朋友也在想："你行吗？"

最后，大枣姑娘从上到下把浩子打量了三遍，终于说："行，你帮我提这篮！"后来，她一手提着另一蓝大枣，一手提着一大包行李紧跟其后，下车了，发现大枣安然无恙，她的笑脸真的比大枣还红，而浩子收得比大枣还紧的心终于开始释放开来。

浩子想：博爱的前提一定是没有信任危机才行。

话说回来，难道有信任危机就不要实施博爱吗？回答是肯定的。在信任危机充斥的时代，一定会引来许多误解与麻烦，比如，女人会想："他是不是想吃我嫩豆腐？"男人也会想："她是不是想骗我的钱？"坏人会说："他妈的，骗人！"好人也会想："黄鼠狼给鸡拜年，没安好心！"那么，什么人在信任危机的条件下才能实现博爱呢？回答就是：雷锋与雷锋精神！

听说雷锋精神在美国西点军校得到发扬光大，开始还不相信，后来发现，在西方很多地方，雷锋精神确实很普遍，表现在让车、让座、让位、让钱等。的确，博爱的氛围很浓。

问题是，当浩子再回中国开始学雷锋的时候，洋相百出。比如，前年到北京玩，在北京王府井大街附近的香港美食城看见几位可怜的小孩在讨钱，就随手从口袋里摸点钱给他们。结果，后来差一点走不了路，一个，两个，三个，七八个，不知道从哪儿一下钻出那么多要钱的，大大小小围得浩子水泄不通，差一点不能脱身！有拉手的，有扯衣服的，有大声叫的。事情还没有结束，接着还来了几位大人跟着浩子走，也是要钱。浩子也不是吃素的，后来，用了"调虎离山计"、"釜底抽薪"与"空城计"才幸免于困境。晚上睡觉时，还继续吓出一身冷汗，致使夜梦不断。原来才知道，博爱也会约束自由！

有一次到西藏旅游，高原上的蓝天白云让人心旷神怡，流连忘返。在拉萨的街头巷尾，到处可以看见只转经筒不做事情的人们，彩色的经幡给人以无限的遐想。到了布达拉宫入口处，兜售纪念品的小贩也不少。看见那些价廉物美的纪念品，心里痒痒的，再仔细想想，购买点纪念品也可以消除一些小贩期待的目光。没有想到的是，买了一个，又来第二个，买了第二个又来第三个，络绎不绝的藏族姑娘的销售热情难以拒绝。后来，实在太多了，干脆采用只给钱，不要货，以便脱身。还好，后来警察来了，推销的人群一轰而散，本人也自然开始放松参观。

有的博爱举动更会带来误解，甚至灾难。人们往往想的容易，帮助朋友或者亲人是理所当然的事情。可是，就象有人吸毒会上瘾一样，索取也会上瘾。当你施舍给别人的时候，别人表面上对你好啊，敬啊；没有的时候，好家伙，背着你骂你一顿，甚至在你背后猛刺一刀！"有奶便是娘"的现象特普遍。看来，博爱是有理论根据的，但没有实践能够长久支持，因为人的本性是自私的，就象狗眼一样，势利得不得了。

浩子学会了博爱，也学会了从过去的博爱实践中抽身出来，重点去爱一个人，专门去做一件事，重点去从事一项事业。尽管博爱的路越走越窄，可是人生的路却越走越宽。好象又与"多一事没如少一事"联系起来，敢于放弃，敢于创新，敢于善待自己，成就人生。

现在，博爱，做好事的同时，也学会了保护自己，就会真的很快乐！坚持奉献还是浩子的一贯做法。

## 浩子分身

有一件事情也让浩子琢磨了许多年，那就是在短暂的一生里，一个人怎样才能过上幸福的生活。有的人出了家又回家，有的人成了亲又离了婚，有的人白了头又想还童，还有的人成了男还想变女，总之，何处是幸福？何处是归宿？

孔子说："三人行，必有我师焉！"意思是说几个人在一起，就有人可以做你的老师，言外之意就有人比你强；毛泽东说："凡是有人的地方，就有左、中、右！"这里也表达了类似的意思，不管论身高、论才、论富、论德、论立场等，要么这样，要么那样，要么这样或者那样都说不清。如果一个人想什么都行，将什么都搞到手，那是天方夜谈，是不可能的。既然事实是这样，人就应该适当分身，避免一根筋带来的麻烦与不快。

《圣经》对分身法提出了暗示：三一神（TRINITY）。什么是"三一神"呢？佛教里的"三头六臂"是一种大能大德的意思，印度佛教尤其如此，受到大家的崇尚。而《圣经》里"三一神（TRINITY）"提出了"圣父、圣灵、圣子"（或者翻译为"神父、神灵、神子"）。圣父在天，圣子在地，而圣灵则贯穿于不毛之地、飞奔于天地之间。圣父、圣灵、圣子的结合就成了无所不包、无所不在、无所不知的境界。

想一想，如果你出家成佛或成道，肉欲是绝对禁止的，你必须生活于天上，遗憾于人间烟火之欲、天伦之乐与鱼水之欢，苦矣，比如出家人；如果你始终花天酒地，毒品当面粉，纵欲于世，一辈子不说精神升华，把洁白的莲花都会看成有色的，夜不能寐，苦哉，比如隋文帝，还有曹雪芹笔下的贾宝玉等；如果你三心二意，过一天算一天，"今朝有酒今朝醉，明日有愁明日忧"，似乎飘飘然，可是，树不大不能挡风、屋不壮不能遮雨、人不聪明活受罪，比如鲁迅笔下的阿Q等。如果分了身，就可能适当调节自己在各种环境与困难条件下遇到的挑战，同时也不亏待自己。

上述几个例子说明，一个人如果要幸福，就是要分身，要有神一样的精神、要有圣人一样的胸怀、要过普通人一样的生活。问题是，怎么样才能达到此境界呢？即怎样才能达到梦缘老人讲到的佛学中三身、四智、五眼、六通开悟解脱的大成就呢？以色列人花了四十年挽救了自己的民族，乃至于独立了自己，也左右了世界的发展趋势，在美国，有百分之三十的富人是犹太人；越王勾践二十年卧薪尝胆终于击败吴王。也许，会给人以最好的启迪，"利剑锋从磨砺出，梅花香自苦寒来。"许多人整天冥思苦想，或者学而不思，或者思而不学，或者学而不用，闻道不动，世界上哪有不劳而获、癞蛤蟆吃到天鹅蛋的道理。

根据浩子的分析，如果将神、灵、人作为100%计算，老子的分身系数为神（10%）、灵（60%）、人（30%）；孔子的分身系数为神（30%）、灵（20%）、人（50%）；耶稣的分身系数为神（80%）、灵（10%）、人（10%）；庄子的分身系数为神（10%）、灵（40%）、人（50%）；孟子的分身系数为神（10%）、灵（10%）、人（80%）；毛泽东的分身系数为神（30%）、灵（40%）、人（30%）；周恩来的分身系数为神（10%）、灵（70%）、人（20%）；邓小平的分身系数为神（10%）、灵（60%）、人（30%）；浩子的分身系数为神（10%）、灵（30%）、人（60%）。这只是浩子之见，各位读者，你的分身系数是多少？自己测吧！

说穿了，我们每天的思想与行为，都是为了成就"分身法"。如果一个人最终分不出身来，那是因为十磨九难的时候未到而已。分身，意味着成人、成就！

## 浩子评色

浩子认为，世界本无物，也无色，因为混沌过度，成了形，就有色，也有戏了，难怪古代圣人说：色即是空，空即是色。

男人、女人本无异，因为身体分化过度，成了形，就有色，也有戏了。于是，凡是皇宫，一定是色的，也充满色；凡是平民百姓，一定是暗淡无光，少色的，也无暇于色。

色来色去，人，终于没有色墙可用，而是练就了色眯眯的眼神，吹起了色气腾腾的口气，荡起色溜溜的身躯，于是乎，色难！色难，难于是非之分。所谓色难，即是谈色难、行色难、看色难、听色难。谈色易伤雅，行色易染病，看色易伤身，听色易犯傻。唯有避色，尽管心有余悸，然耳聪目明也。

上古时，有色即护，成母系氏族；中古时，有色即妒，成贵族；而今，有色即露，成玫瑰族。母系氏族护色为传宗接代，贵族妒色占为己有，玫瑰族露色为几何？既然色有色难，谈色与不谈色似乎没有区别，区别是，谈了色就不会再变色，不谈色就要在以后乱谈色。

色之地位，充其量油盐酱醋也。有了色与有了盐巴一样，无所谓稀缺；没有色与吃没有碘的盐巴一样，会得大颈病；色过多，就像盐巴吃多一样，会得手足疲劳症。人一疲劳，自然焦虑而无助，谓之色瘫。

圣人避色，谓之色聪！平民避色，谓之色盲。只有圣人与平民一起谈色，就成色道了。有了道则成无畏，有了德则成高雅，道德之处，无色也。按照浩子的说法，说来说去，要无色，必讲道德。

# 自病自省

平时，大家都在讲"自尊、自爱、自重"，浩子觉得重要的是要"自省"（省，XING，三声）。如果把"自省"翻译成英文，字面上相当于"WAKE UP"，其实，意思上相当于不断的、大声的祷告。

如果一个人不随时反省自己，那肯定是一个糊涂过日子的人，不管其地位如何。反过来说，如果一个人随时随地反省自己，那就是在为进步做准备，意义非凡。幸运的是，浩子本人是一个非常自省的人，对自己对她人该做什么、不该做什么；该说什么、不该说什么，心中总是有数，难得糊涂。

前不久，又是体检的日子到了。说实话，浩子一辈子难得生病，就怕无事生非，没有病去检查身体，反而怕染病。想想看，那针头那么粗，在血管里戳来戳去的，难免会心惊肉跳，还有，医生也会摸来摸去的，总是有点不舒服，还有什么X光等，谁知道照多了会有什么危害。

血液检验结果出来了，大多数指标都正常，就是某种胆固醇偏高，还有糖份也偏高。结果，医生来电话了，要求吃药降糖、降脂。浩子知道，吃药降糖、降脂肯定也会有副作用，况且，自己身体又没有什么不适，就马上灵机一动，要求医生，能不能让浩子三个月后复查。

浩子的要求是有道理的，首先，浩子的身体感觉很好，能写、能说、会道、能吃、能睡、能

做、能敲、能打、能动，反正感觉什么都行，没
有必要吃药。再说，血夜含糖量高一点也可以理
解，因为浩子是个西瓜迷，夏天一到，自然吃了
许多又甜又大的西瓜，糖份不高才是怪事情。至
于血脂本来正常，只是一种醇类的含量稍高一
点，因为那段时间心情比较高兴，买了几瓶茅台
与五粮液，每日小饮几口，悠然自得，属于小资
情趣，无妨。医生听说浩子要加强锻炼身体，三
个月再见，就同意浩子暂时不吃药了。浩子虽然
心里压力有一点，不知是否是同样的结果，当时
还是一阵自喜。后来一段时间，确实弯了不少
腰，省吃了不少肉，少喝了不少酒（浩子到美国
后早就戒烟了）。

后来如期抽血复检，收到医生寄来的化验结
果，看见化验单上的批字："看起来很好！"高
兴之余，又有主意了，要知道今晚的菜谱吗？答
案是茅台酒加回锅肉，又吃回来了，美哉！

## 浩子健身

除了平时注意适当运动，如打高尔夫球、登
山、郊游等，浩子怕身体撑不住，根据人体内部
每天的周期性活动与人一生的身体变化，他发明
了一套健身法，称为 <<八卦阴阳散>>，曾经在
网上公布。浩子第一次把系统学与<<易经>>的概
念用于锻炼身体。

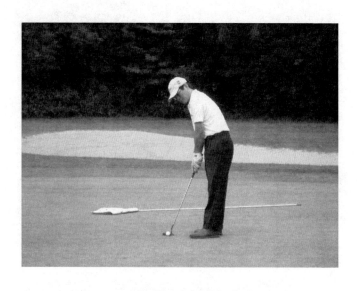

2007 年浩子在打高尔夫球

　　浩子认为，人是一个独特的系统，根据全息定律，任何一个系统都应该是一个小宇宙。浩子认为只要有利于"小宇宙"的存在与发展因素都应该是合理的，但反对不利于身体的剧烈运动。

　　尽管《八卦阴阳散》健身法设置了八节内容，浩子特意说明，一天之内，任何时间、任何地点都可以做这套健身法，而且第八节可以自由发挥。完成这八节健身操，配合营养等因素就可保证长寿与健康，也会去除抑郁症与失眠症等。

练此健身法的目地是增加人体血液循环，疏通各路经脉，使各方面功能通力加强合作，让肌肤变柔嫩，使心跳跳动趋于正常合理。

现将《八卦阴阳散》健身法简介如下：

第一节：**佛掌如来**。用力将手指向手心做抓取状运动，直至手掌心发热为止。

第二节：**游手抱头**。将手用力按摩头部各个部位，尤其是凹凸交接处，直至头皮感觉舒展为止(最好在淋浴时做)。

第三节：**气贯丹田**。身体站立，深呼吸，双手紧合，下压，反复若干次。

第四节：**腰缠经纬**。双手叉腰，腰部向左右方向交叉旋转，反复多次。

第五节：**步步高**。左右脚分别往前或者往后走动多次，同时收缩肛门。

第六级：**金鸡独立**。单脚站立，手臂往远处张开，如此反复多次。

第七节：**天目全开**。用眼睛盯住周围一个物体，定神三秒，至少看十个不同方向的不同物体，多多益善。

第八节：**阴阳散**。采用揉、捏、按、甩手、踢腿、摇头等姿势，自由运动，任意发挥即可。

# 浩子预防抑郁症

听说朋友的妻子由于患了抑郁症于几个月前自杀，朋友后悔莫及，露出一副痛苦不堪的样子。朋友对浩子说他后悔平时不但很少关心妻子，还经常对妻子说话粗鲁，不是打击，就是挖苦的话。现在，总觉得妻子的死都是自己惹的祸，很内疚。很长时间过去了，他一直将自己笼罩在失去爱妻的阴影中，两个小孩子也因为失去母亲而失去了以往的欢声笑语。浩子在想，怎样才能避免抑郁症带来的后患呢？让我们看看抑郁症会可怕到什么程度。

首先，抑郁症是由各种原因引起，是慢慢积累和悄悄到来的。抑郁症就象无形的杀手，会让人生活于半梦半醒之间。对许多家庭来说，接下来可怕的是家庭矛盾加剧，家庭收入减少。由于忙忙碌碌，亲人也无心照顾相互之间的生活与感情，有时也被抑郁症感染，甚至还说一些加重病情的话。最后，夫妻之间、亲人之间完全失去了信任感，哪怕是苦口婆心的劝告，金玉良言也会当成耳边风，双方完全处于被动的，与社会格格不入的思想状态。

抑郁症的征兆是身体状况恶化，情绪低迷与变态，思考混乱，喜欢呆在黑暗与隐蔽之处，没有活力，怕与别人交往，个性极端，做事没有头绪，对亲人失去关心与兴趣等。

许多非意外伤害引起的精神病都是先由某种压力引起心病，然后发展成抑郁症，再是由于抑郁症而引起精神分裂。抑郁症的产生主要是因为经济、感情、工作与信仰等因素没有被患者正确处理，由于长期受其影响而发展形成的。

人们通常会犯一个互相攀比的错误，这就是俗话说：人比人，气死人。人一生气就会失去理智，失去正常的生活规律，从而影响到内分泌系统的正常功能，更将抑郁症推到极其危险的程度。

人生再差也是一个美好的人生，每个人关键在于去投入社会，去欣赏自己，去了解人生。想着死，悲观失望等都是不应该的。就拿浩子自己来说，如果想死的话，不下一百个死亡机会了，但是，每一次都用各种方法勇敢地克服难关，后来还是挺过去了，而且相当满意。大家记住这句话：我们的日常生活中每一天都会有千万个奇迹发生，有什么理由去自暴自弃呢？

浩子比较喜欢享受生活，喜爱自然中的一草一木，遇到芝麻大小的收获也会高兴半天，是因为浩子把自己的追求放到很低很低的位置与限度，这样，没有任何理由可以让自己更失望。

　　人人都要学会善待自己，认真过好每一天。不要与小人斤斤计较，如果计较，那就会失去自我。因为，每人有自己的生活方式与追求。

　　许多人喜欢出风头，欲望越发不可收拾，一旦失去灵感、失去爱，遇到贫穷与困难，就会出现内心极大的矛盾与冲突，觉得生命没有意义，从而走上绝路。

　　朋友，告诉你一个不是秘密的秘密，就是要从平淡中去发掘美。对已经进入围城的人，有的人认为离婚是一种失败，浩子不认为离婚是一种失败。真正的失败，是人生迷失了方向，忘了自然本来的原始美，那是最可悲的。

　　浩子什么生活都经历过，后来还是发现"真"才是最可贵的东西。自然生、自然死等都是最真实最美好的东西。什么忧虑、期盼、妄想、轻蔑等等与人性冲突的东西都不应该有。那也是浩子每天孜孜不倦忙碌的原因。就如胡适先生说的：少说空话，多做实事。另外，苦恼的时候，要通过书本、知识、经验与交流等去解决，因为人人都有一本难念的经。所不同的是，有的人更坚强一点而已。希望每个人都面对真、善、美。千万不要悲天怨地，心态一定要与大自然相伴相随。

　　勇于面对美好的明天吧，否则没有人会同情你，帮助你，因为社会中的人都想得到帮助。另外，一个人千万别过度酗酒、抽烟，那些都是毒害人体的东西。

人生，要抬起头，看天、看地、看远方、看自然，就会感觉美好一些。浩子觉得有的人真是可怜，居然那么迷恋性、烟、酒、毒等东西，对身体健康适当的利用是可以的，但是，到处日日夜夜都在搞那玩意儿，真的只有一辈子落后了。

浩子是亦仙亦俗之人，凡事也能接受，更能放得开，只喜欢在适度中寻找快乐与真理，追求质的东西而不是数量的累积，从而顽强应对抑郁症带来的危害。

# 后记

　　亲爱的读者朋友，写到这里，作者稍微松了一口气，不安的心情略有所释。不过，还是有点担心和后怕，那就是怕读者们不是很满意。

　　作者自知自己是人不是神，学识与经验也有限，缺点错误与疏漏之处在所难免，在此先向大家表示感谢，希望您们随时提出建议，供再版时修改与补充。

　　如果读者能从中体会到一些以前不知道，或者知道但不注意，甚或是注意了但没有深刻理解的东西，作者的初衷就达到了，那就是抛砖引玉，帮助大家开辟更多、更阔的人生道路，而不会在牛角尖的误区里退不出来。

　　精工出细活，凡事皆如此。阅读与写作是这样，做事是这样，一个人要成功也会这样。但愿我们共同探索，不断努力，让每个人都活出精彩的、无怨无悔的人生。

作者　王天齐

2010 年 1 月 18 日于美国波士顿